いま求められる
統合失調症診療の進め方

―面接、薬物療法から心理社会療法まで―

著

渡部　和成

洋　學　社

はじめに

　統合失調症は原因不明の精神疾患です。現在のところ、統合失調症は遺伝的素因に起因する脳の器質性疾患（脳の病気）で、ストレスをきっかけに発症することはわかっていますが、それ以上のことは十分には解明されていません。また、統合失調症では症状として感覚や思考の異常が見られ、心の病気であるとも言えます。ゆえに、現代医学では、統合失調症は、根治療法が確立されていない脳の病気であり、かつ心の病気でもあると言え、長期間継続して治療を進めていかなければならない病気であると言えるでしょう。

　したがって、統合失調症の治療では、脳の病気の側面からは根治療法と言えないまでも薬物療法の効果が期待されますが、同時に心の病気の側面からは心理社会療法が重要となると考えられます。

　統合失調症の薬物療法は、1950年代から実施可能となっていますが、近年、特に新しいタイプの抗精神病薬が次々と使用できるようになってきていますので、薬物治療の幅が広がるとともに以前と比べて良い効果が期待できるようになっています。このようなことを背景に、精神科医師は、薬物治療に興味を持ち、その効果に多くを期待するようになっている傾向が増していると言えるでしょう。

　一方、心理社会療法は、最近ようやく注目を浴びるようになってきてはいますが、いくつか心理社会療法としての治療法がある中で、何が効果的な治療法であるかについてのコンセンサスは未だ得られておらず、広く臨床で活用できるようにはなっていません。精神科医師によって心理社会療法が薬物療法ほど行われていない理由には、他にもあると思われます。その1つには、心理社会療法の薬物療法との関係が、精神科医師に十分に理解されていないということがあげられます。

つまり、精神科医師は、薬物療法と心理社会療法は、別個に行えばそれぞれの治療効果が得られ、精神科医師は薬物療法を行い、心理社会療法はコメディカルスタッフが行うものだと誤解しているのであろうと思われます。
　大事なことは、薬物療法と心理社会療法は、それぞれを別個に行えばよいのではなく、精神科医師が中心となって同時に行われることで２つの治療法が相互に補完し合い、共により一層適切な治療内容となり大きな治療効果をもたらすということです。
　また、統合失調症は、先程述べましたように慢性の病気であることから、今ここの治療だけで終わることはあり得ません。したがって、急性期の治療については、急性期だけの治療を考えるのではなく、安定期・回復期の治療までを見通しての急性期の治療を考え行っていく必要があるということになります。
　さらに、患者の治療態度も治療の成否を左右する因子となりますので、精神科医師は患者の主体的な治療参加を促して、患者が治療の主人公になれるように指導していく必要があります。
　以上から、精神科医師は、薬理、心理、社会という様々な視点からの治療法を統合した適切な医療を長期間にわたって患者に提供しつつ、患者が統合失調症という病気に負けることなく自身の人生を大事に生きていけるようになるための伴走者として、患者と相談をしながら、その時々の効果的な統合失調症治療を展開していく必要があります。このあたりのことが、患者や家族から見れば現在の精神科医療で十分には実施されておらず不満に感じられるところであり、精神科医師に"いま求められる"ことであろうと思います。
　本書では、患者を中心とした適切な統合失調症治療を行ううえで必須な、面接、薬物療法と心理社会療法における重要点と実施上の要領について、精神科医師を始めとする精神医療関係者の方々に俯瞰し

て理解していただけるように「いま求められる統合失調症診療の進め方」として私の診療経験を紹介しながらわかりやすくまとめましたので、お読みいただき、今後の診療に生かしていただければと思います。

目　次

はじめに

第1章　統合失調症とはどのような病気なのか
1．精神分裂病から統合失調症へ ──────────── 3
2．患者の人生を考える人間的治療 ────────── 4
3．統合失調症の基本的特徴 ──────────── 5

第2章　統合失調症はどのように治療するべきか
1．呼称変更にふさわしい治療法とは ────────── 11
2．なぜ薬物療法に加えて心理社会療法が必要なのか ── 12
3．"昨日も今日も明日も統合失調症である"ことを忘れずに治療する ── 14
4．統合失調症治療の進め方 ──────────── 14
5．適切な統合失調症治療法であるための条件 ──── 15

第3章　統合失調症治療の切り札とは何か
1．病識を持つこと ──────────────── 19
2．希望の持てる病名告知 ──────────── 20
3．心を介する病名告知 ──────────── 20
4．病名告知についての考え方と実際 ────────── 22

第4章　上手な面接の仕方とは
1．診断と治療としての面接 ──────────── 29
2．初診時と通院時の面接 ──────────── 31
3．家族同席の面接 ─────────────── 35

i

第5章　上手な薬物療法とは
　1．統合失調症治療薬を選ぶ基本条件　39
　2．定型抗精神病薬と非定型抗精神病薬　39
　3．非定型抗精神病薬の使い方　40
　4．急性期入院薬物療法の実際　42
　5．外来薬物療法の実際　51

第6章　上手な心理社会療法とは
　1．私が行う患者の心理社会療法　57
　　1）クライエント・パス　57
　　2）クリニカルパスではなくクライエント・パスとリカバリー・パス　58
　　3）急性期入院治療法としての患者心理教育　73
　2．集団患者心理教育と集団家族心理教育　74
　　1）集団の治療効果　74
　　2）患者心理教育の実際　75
　　（1）幻聴君と妄想さんを語る会　76
　　（2）幻聴教室　79
　　（3）新しい集団精神療法　81
　　（4）栄養健康教室　82
　　（5）フォーラムS　82
　3．家族心理教育の実際　83
　　1）家族心理教育の必要性の理解　83
　　2）家族教室　86
　　3）家族会　90

第7章　シェアード・ディシジョン・メイキング
　1．統合失調症治療モデルの「教育−対処−相談モデル」　93

2．シェアード・ディシジョン・メイキングの1つである「教育－対処－
　　相談モデル」 ─────────────────────── 94
　3．シェアード・ディシジョン・メイキングの例 ─────── 94

第8章　統合失調症治療を考える
　1．統合失調症治療のキーワード ──────────────── 101
　2．急性期入院治療を考える ─────────────────── 104
　3．安定期治療を考える ──────────────────── 106
　4．統合失調症からの回復を考える ─────────────── 109

文　　献 ──────────────────────────── 115
索　　引 ──────────────────────────── 119

おわりに

第 1 章

統合失調症とは
どのような病気なのか

1．精神分裂病から統合失調症へ

　統合失調症という病名は、スキゾフレニア（schizophrenia；英語名）の日本語名として2002年に生まれ、以来、広く使用されるようになり、現在の精神科医療ではすっかり定着したと言えるでしょう。それまで、スキゾフレニアには精神分裂病という日本語名がつけられていましたが、精神分裂病という病名には、人格荒廃に至る予後不良の重症な精神の病気という定義があり、かつ患者と家族にとっては社会からの排除につながる偏見に満ちた忌まわしい烙印ともいうべきものであったため苦悩の源となっていました。ところが、現代の我が国では、スキゾフレニアの病状は、精神分裂病の名が表す病態からは変わってきていて、症状の軽症化と予後良好化が見られるようになっていることは精神科医療に携わる誰もが感じるところとなっています。同時に、患者を持つ家族からは、精神分裂病という名は酷なので他の名に変えてほしいという要望も強くなってきていました。つまり、精神分裂病の名が色々な側面から精神科医療的に馴染まなくなってきていたことから、精神分裂病から統合失調症へと呼称変更されたという経緯があります。

　統合失調症は、診断的には思考や行動や感情を1つの目的に沿ってまとめていく能力が長期間にわたって低下し、幻覚や妄想、ひどくまとまりのない行動が見られる病態と定義できますが、治療的には患者が病気を理解し、病気を管理して病気を乗り越え、社会参加するようになることを治療目標とすることができるほど病態は軽症化していると言え、治療者としての医師は、統合失調症は診断基準から受ける印象とは大きく異なってきていると理解することが大事だろうと思います。

2．患者の人生を考える人間的治療

　軽症化しているとは言え、統合失調症は原因不明で根治療法のないスキゾフレニアには違いないのですから、幻聴や妄想を現実世界の本当の出来事と解釈し、理解し難い防衛行動を行っては自分を守る正当な行動と主張する患者に、実は病的世界の事象であり患者の勝手な解釈による病的行動であると認識させるのは、人の尊厳に関わるところもあり容易なことではありません。ですから現在でも、患者が、自分は統合失調症であるとの病識[24), 30), 34), 36)-38), 42)]を持ち、統合失調症に打ち勝つよう努力できるようになることは、至難の業と言ってよいほどのものかもしれません。

　しかし、医師は、どんな病気であっても病気そのものによって患者が自分の人生を台無しにすることがないように最善の治療を行い、病を克服できる場合も、病を抱えながら折り合いをつけていく場合も、患者が病に負けることなく患者一人ひとりの病からの回復を実現できるように指導する責務を担っていると思います。たとえ根治療法がなく、治療が難しい統合失調症であったとしても、患者の人生を考える視点からの人間的治療を行っていく必要があるでしょう。幻覚妄想の著しい状態が続いたり、興奮状態が頻繁に見られたり、滅裂であったりすると、つい、今ここの治療に終始してしまいがちになるのですが、それでは問題があり、やはり患者の人生を大事にすることから発想した治療方針を堅持しつつ、そのつどの治療を考え着実に実施し、回復に向けて指導していくことが大切です。

3．統合失調症の基本的特徴

　統合失調症の患者に人間的治療を行っていくためには、もう少し詳しく統合失調症について知っておく必要があります。以下に、統合失調症の基本的特徴を箇条書きにしてまとめておきたいと思います。

1．原因不明の脳の病気である。
2．慢性疾患である。
3．100人に1人（あるいは1,000人に8人）の割合で発症する珍しくない精神の病気である。
4．遺伝的素因による脳の脆弱性（発症しやすさ）を持って生まれた人が、環境要因である処理できないほどの大きなストレスに遭遇してうまく対処できないときに発症する（ストレス－脆弱性－対処モデル[36]での理解）。
5．発症は、思春期〜青年期に多く、遅くとも壮年中期までに発症しやすい。
6．非特異的症状（不安、憂うつ、イライラ、引きこもり、集中力低下、意欲低下など）で発症し、しばらくして特徴的な陽性症状（幻覚、妄想）が出現してくることが多い。
7．器質的には前頭葉と側頭葉の委縮が見られ、前頭葉の脳血流量低下やドーパミン神経系の機能異常（大脳辺縁系でのドーパミン神経系の機能亢進と前頭葉でのドーパミン神経系の機能低下がある；統合失調症のドーパミン仮説の基になっている）も見られる。
8．一般臨床では、血液検査、脳波、頭部CT（X線コンピュータ断層撮影）、MRI（磁気共鳴画像）などの検査では異常は見つからない

第 1 章　統合失調症とはどのような病気なのか

（光トポグラフィー検査〈NIRS：Near-infrared Spectroscopy；近赤外光を用い脳血流量の変化から脳機能を調べる検査〉では、健常・統合失調症・うつ病・躁うつ病の区別がある程度可能である。しかし、あくまでも補助診断の域を出ない）。

9. おおまかには、心の異常（不安、イライラ、幻聴、妄想）と行動の異常（興奮、攻撃、引きこもり）が症状として現れる心の病気とも言える。
10. 大きく 4 つの症状が見られる。陽性症状（幻聴、妄想など）、陰性症状（意欲の低下、引きこもりなど）、認知機能障害（記憶力低下、注意集中困難、判断力低下、計画力低下、社会性低下など）、抑うつ症状の 4 つの症状があるが、認知機能障害が統合失調症の基本症状である。
11. ドーパミン仮説によって開発されたドーパミン神経系の機能異常を修正正常化する物質を統合失調症治療薬（抗精神病薬）として使用できるようになっている。
12. 薬物療法 [2), 5), 6), 9)-14), 16)-18), 22), 24), 25), 31)-33), 35)-40), 42)-44)] と心理社会療法 [3), 4), 6)-8), 12), 14), 15), 17), 19)-21), 23)-30), 32)-44)] を行えば過半数の予後は良いと言える。
13. 統合失調症治療は患者の回復に向けて長期間継続して行う必要がある。

このようなことが、統合失調症について知っておくべき基本的知識となります。統合失調症は脳の病気であり、かつ心の病気ですので、それぞれの側面に対する適切な治療を行う必要があります。これらの治療をいかに患者にわかってもらい、統合的に継続して行っていけるかが大事なこととなります（表 1）。

6

表1　統合失調症治療の基本

- 脳の病気であり、かつ心の病気であるので、それぞれの側面に対する適切な治療である薬物療法と心理社会療法を行う必要がある。
- 原因不明で根治療法はないが、患者の人生を考える視点からの人間的治療を行っていく必要がある。

第 2 章

統合失調症は
どのように治療するべきか

1．呼称変更にふさわしい治療法とは

　統合失調症への呼称変更があったことが示しているように、スキゾフレニアの病態が変化しているわけですから、統合失調症となったスキゾフレニアの治療法も精神分裂病と呼ばれた時代の治療法とは異なり、統合失調症の名にふさわしい新しいものに変わっていく必要があるでしょう。

　精神分裂病治療のような古い治療法では、収容型の入院治療中心主義でありましょうし、患者は病識を持てるようには指導されず、病識を持てないことから病気の症状への対処もうまくできないために、不幸にも治療に要する薬（抗精神病薬）は増え、多剤併用大量療法（薬用量がクロルプロマジン換算 1,000 mg/日以上）になりがちだろうと思います。大量療法での薬物治療が続くと、患者が薬の副作用の錐体外路症状（EPS：extrapyramidal symptom；アカシジア、ジストニア、ジスキネジア、パーキンソン症状）などに悩むような辛い状況に陥ってしまうことがあるのですが、そのような投薬をもってしても精神症状は改善安定することは難しく、入院したままで退院することが難しいということがよく見られます。したがって、運良く退院できたとしても、患者の病状は安定していないために、すぐ再入院してしまうという回転ドア現象と呼ばれる治療状況になってしまうことが多いのではと思われます。その結果、あってはいけないことですが、患者の人生は台無しになってしまいます。このような治療法は、軽症化・予後良好化していると言われている統合失調症にはふさわしくないと言えるでしょう。

　容易に考えられることですが、新しい呼称にふさわしい治療法とは、一言でいえば、この古い治療法の全く逆を行えばよいということにな

ります。すなわち、社会参加を目標とする通院治療中心主義で、必要な場合でも入院は短期間で済むようにして、なるべく早期に通院に切り替えられるようにすることが原則となります。そして、入院治療中に患者に病識を持てるように指導し、治療の始めは難しくても最終的には"副作用はなるべく少なく治療効果は十分現われる"ような薬用量に調整していき、抗精神病薬の単剤少量療法に近づくように薬物療法を工夫することも重要になります。そのためには、急性期入院治療全体の工夫が必要となってきます。

また、統合失調症は慢性ですから、急性期入院治療後の通院治療においても病識を維持し、服薬を続け、再発再燃を防ぎ、病気を管理していけるように患者と家族を指導していくことが必要です。

私は、急性期入院治療の工夫として、患者が症状に対処し病気を管理できるようになり、また家族も病からの回復に向けての患者の努力をサポートできるようになるために、患者のみならず家族をも教育指導する治療法として後に述べる教育入院[26), 32), 36)-40), 42)]（第5章を参照）という方法をとっています。慢性期通院治療の工夫としては、単に現症を尋ねることにとどまらず、病状悪化のサインに気づくように指導し、患者ごとの社会参加の仕方を患者と相談するようにしています。

このような入院治療と通院治療が再入院を防ぐことにつながり、そして患者の人生を保証することにつながります。

2．なぜ薬物療法に加えて心理社会療法が必要なのか

新しい治療法で最も重要なことは、統合失調症は、慢性疾患で脳の病気であり、心の病気であるということです。これは、わかっているようで十分理解されていないと思います。脳の病気に対しては、生涯

を通して薬物療法を適切に続けていくことが必要ですが、心の病気に対しては、急性期から安定期・回復期に至るまで、継続して心理社会療法により症状にうまく対処し、病気を管理でき、周りの人と相談しつつ希望を持って人生を前向きに歩けるように指導していくことが必要となります[32), 33), 36)-38)]（「教育－対処－相談モデル」; p.16 まとめの 15 参照）。

　ここで知っておいてほしいことは、薬物療法と心理社会療法はそれぞれ独立して十分な効果が得られるのではなく、薬物療法と心理社会療法は相互に影響し合い、大きな効果をあげるものであるということです（表2）。つまり、薬物療法でひどい興奮がなくなり、椅子に座っていられる程度に症状が軽減すれば、心理社会療法に参加でき、心理社会療法に参加してその効果があがってくれば、薬が効く素地[33)]（レジリエンス[32), 36), 37), 42)]に相当すると考えています。p.15 まとめの 5 参照)）ができてきます。そうなれは、薬はよく効くようになりますので薬用量を減らせます。薬が減れば鎮静がかかり過ぎることなく薬効を期待できるようになりますので、症状が軽減し、かつ頭がクリアーに維持でき、精神症状を現実事象と区別し、症状に振り回されることがなくなります。その結果、さらに心理社会療法の効果が向上することが期待できるということになるでしょう。この薬物療法と心理社会療法が互いに補完し合い適切化し合う好循環が継続していけば、

表2　統合失調症の治療

- 教育－対処－相談モデルで治療する。
- 薬物療法と心理社会療法はそれぞれ独立して十分な効果が得られるのではなく、相互に影響し合い大きな効果をあげるものである。
- 社会参加を治療目標とする通院治療中心主義であるべきである。
- "昨日も今日も明日も統合失調症である"ことを忘れず治療していく。

最高の統合失調症治療となりますので、病状はますます改善していくと考えられます。

3. "昨日も今日も明日も統合失調症である"ことを忘れずに治療する

しかし、統合失調症の原因はわからないのですから、薬物療法と心理社会療法によってどんなに病状が良くなっても統合失調症の基盤である脳の器質的問題は不変ですので、"昨日も今日も明日も統合失調症である"ことには変わりがありません。ですから、どんなに病気が良くなったと見えても「これで治った、今後はもう薬は必要がない」ということには決してならないのです。患者は"昨日も今日も明日も統合失調症である"ことから出てくる不調・悪化の兆候に十分注意し、再発再燃を予防できるようにうまく対処し続けなければならないということは忘れてはならないことです(表2)。

4. 統合失調症治療の進め方

以上、述べてきたことをまとめますと、統合失調症治療の進め方は、次のようになります。

発症から生涯を通して薬物療法と心理社会療法を並行して行っていき、入院治療は薬物療法をダイナミックに(入院治療初期に一時的に高用量の抗精神病薬を用いたり補助薬を併用したりする。第5章を参照)行い、病状を速やかに軽減させ、併せて、入院期間は心理社会療法を行って病識を持たせるための短期間とし、長期間の通院治療においては薬物療法での単剤少量化を目指し、心理社会療法による再発再燃予防の指導を継続していくという進め方になります。

5．適切な統合失調症治療法であるための条件

　適切な統合失調症治療法であるためのポイントを以下に箇条書きにしてまとめました。このような条件が満たされることが、必要であり十分であろうと思います。

1. 希望の持てる病名告知をする。精神分裂病を意識して統合失調症と告知してはいけない。
2. 病識が治療の切り札であるので、病識を持たせる指導をする。
3. 心理教育で患者に病気の理解をさせる。
4. 患者に病気の管理、症状への対処ができるように指導する。
5. 患者のレジリエンス（抗病力、回復力、自然治癒力、生きる力）を向上させる。有効な患者心理教育と家族心理教育を行う。
6. 患者の孤立を防ぎ、コンステレーション（ユングの言葉で星座、布置；自分は主治医、家族、患者の仲間、医療・行政・福祉のスタッフに支援されているから大丈夫だとわかること）[17]の大切さについて気づかせ、レジリエンスの向上につなげる。
7. 患者に服薬アドヒアランス（患者が主体的に薬を飲み、症状がなくなったとしても回復へ向かって薬を飲み続けること）[36],[37],[42],[44]の重要性に気づかせる。
8. どんなに病状が安定しても通院中断することなく、医師とうまく相談し、助言を受けることの重要性を患者に理解させる。
9. 患者だけでなく家族にも病気の理解をさせる。
10. 家族にlowEE（家族の感情表出〈EE：expressed emotion〉が少ないこと）、受容（無条件の愛）と共感（患者の立場になって理解する）、愛の距離（いつも同じ距離から患者をサポートする）

の重要性を理解させる [4), 8), 15), 17), 24), 27), 32), 35), 42)]。

11. 患者と家族にそれぞれの仲間を持つことの大切さを理解させる。
12. 抗精神病薬による薬物療法は単剤少量療法 [15), 17), 22), 24), 32), 36)-38), 42)] になるように常に調整していく。
13. 入院することはあってもその期間は短くし、再入院をさせないよう指導する。
14. 集団による患者心理教育 [3), 6), 7), 12), 13), 15), 17), 21), 24)-28), 30), 33), 36)-44)] や家族心理教育 [4), 6)-8), 13), 15), 17), 20), 21), 23), 24), 27), 29), 30), 32), 35), 36), 38)-42)] を行う。色々な治療段階にある患者や家族を参加させる。
15 教育－対処－相談モデル（患者が教育を受けて病識を持ち、病気を理解し、レジリエンスを向上させ、症状に対処し、病気を管理して、医師や医療・行政・福祉スタッフに相談できるようになることが大切なことであるという治療思想）で治療する（表2）。
16. ドーパミン神経系の機能異常を修正する物質が統合失調症治療薬の抗精神病薬であり、定型抗精神病薬と非定型抗精神病薬があるが、非定型抗精神病薬を使用するとよい。
17. 発症をはさんでの5年間（臨界期）に治療を開始することが望ましいが、それはなかなか難しいことであるため、いつからでもよいので、薬物療法と心理社会療法を組み合わせた適切な治療を始めようとするべきである。
18. "昨日も今日も明日も統合失調症である"ことを意識させ、病状の悪化サインを見逃さないように指導していく。
19. 患者ごとの着実な社会参加の仕方を指導していく。

これらの諸点につき、次の章から順に説明をしていきたいと思います。

第3章

統合失調症治療の切り札とは何か

1．病識を持つこと

　統合失調症が慢性疾患であり、生涯にわたるほどの長期間治療を必要とする病気であることから、自ずから言えることですが、急性期や病状悪化時のそのつどの症状に対応する薬物療法を中心とした治療は必要ですけれども最重要ではなく、安定期や維持期における病状の安定化と悪化の予防のための的を射た薬物療法と心理社会療法による継続治療が最も重要となります。このような継続治療を可能にするためには、患者に病識を持たせ、統合失調症という病気を理解し（「統合」「失調」「症」の３つに分けて理解する。以下参照）、幻聴や妄想などの症状への対処法を身につけ実施でき、病気について相談し、病気を管理できるように指導することが重要となります。そして症状に振り回されることなくうまく自分なりの社会参加ができ、自分らしい人生を送れるようになることを目標として継続治療を続けていけることが大切だと患者にわかってもらうことが必要です。患者が病識を持つということが、このような理想的な継続治療のベースとなります。

　そうすると、統合失調症治療で最も大事なことは、薬物療法のみで症状を軽減させようと四苦八苦するのではなく、薬物療法と心理社会療法を活用し、病識をいかに獲得させられるかにあると言ってよいでしょう。薬物療法はそれだけで患者に病識を持たせることはできません。突き詰めると、統合失調症治療の切り札は、難治の場合に効果があるが重篤な副作用が出る危険のある薬物や、難治の際に使用されることのある電気けいれん療法などではなく、やはり病識であるということが理解できるだろうと思います。

2．希望の持てる病名告知

　統合失調症での病識の獲得には、希望の持てる病名告知[36)、37)、42)]がセットになっている必要があります。希望の持てる病名告知とはどうすればよいのでしょうか。私は次のようにしています。統合失調症を「統合」「失調」「症」の３つに分け説明し、病名を理解してもらうようにしています[17)、24)、29)、30)、32)、35)、37)、38)、42)]。すなわち、「統合」は「心や行動をまとめること」であり、「失調」は「上手くいっていない（調子を失っている）」ということであり、「症」は「状態」のことであるので、「統合」「失調」「症」というのは「心や行動をまとめることが、今、上手くいっていない状態である」ということであり、患者の今の状態を説明している言葉であると伝えています。そして、"状態"は変化するものなので、今、具合が悪いのだからこれからは"良くなる"（統合失調症は、脳の病気という本質は変わらなくても、治療により状態は変わり良くなるということです）と、だから統合失調症という名は明るい未来を示す良い名前だと、患者と家族に伝えるようにしています。この病名告知により患者は統合失調症という病名を受け入れ、病識を持てるようになります。

3．心を介する病名告知

　「統合」「失調」「症」と３つに分けて説明する病名告知法は有効なのですが、理性を介して患者に了解してもらうものですので、"昨日も今日も明日も統合失調症である"ことが影響して、どうしても一旦獲得した病識が揺るぎやすく、この告知法は病識を保持させるにはやや弱いところがあります。

そこで、私は、ピアサポート[36)-38)、42)]的治療法として他の統合失調症患者が自分の体験と病気の理解について語るビデオを患者に見てもらうことで病識を獲得してもらうことを行っています。つまり、ビデオを見た患者に「自分はあの(ビデオの中の)患者に似ている。あの患者は統合失調症だと言っている。自分もそうかもしれない。でも、あの患者は元気だ。自分も元気になれるかもしれない」と心から腑に落ちて了解し、自分は統合失調症だという病識を持ってもらうようにしています(患者心理教育の「統合失調症に負けないぞ教室」の「幻聴君と妄想さんを語る会」、第6章を参照)。この方法は心を介していますから、先ほどの統合失調症を「統合」「失調」「症」の3つに分け理解するという理性を介する方法によって獲得した病識の脆さを補強することができます(表3)。

　病識を持ちにくい統合失調症患者は、医師を始めとする医療関係者や家族という健常者に告知されるよりも、同じ病気の患者の姿に触れ、感じ、教えられてこそ、病識を持てるのだろうと思います。統合失調症治療では、患者の仲間によるピアサポート的要素が重要なのです。

表3　病名告知

- 病名告知とは、患者と家族を対象とし、説明・教育することである。
- 希望の持てる未来につながるような病名告知である必要がある。
- ピアサポートを利用した心を介する病名告知によって身につけた病識は、統合失調症を「統合」「失調」「症」の3つに分け理解するという、理性を介する病名告知によって獲得した病識の脆さを補強する。

４．病名告知についての考え方と実際

　一般的には、単に患者に病名を伝えることが病名告知であると受け取られているように思いますが、統合失調症の場合はそれでは問題があります。その理由は次のようになります。前病名の精神分裂病は、世間の誤解や偏見・排除を招き、烙印のように扱われていましたし、重症で予後不良と定義されていました。しかし、現病名の統合失調症は、精神分裂病とは異なり、軽症化や予後良好化が見られることから名づけられているのですから、その病名告知については、これまでの精神分裂病のイメージを払拭し、希望の持てる未来につながるような明るいイメージのものである必要があります（表３）。誤解と偏見がある世間の中には、当事者である患者とその患者を支える家族も当然含まれますので、患者と家族の両者に病気と治療について正しくわかってもらい、統合失調症は悲嘆に暮れるような悲惨な病気ではないことや、統合失調症だと認めることによって初めて適切な治療を受けることができ、その治療の結果、病からの回復を期待できることを理解してもらうことが肝要です。

　したがって、統合失調症の病名告知は、患者と家族を対象として行う必要がありますし、精神分裂病のイメージを抱いたまま統合失調症と告知してはいけないということにもなります。また、統合失調症は薬物療法と心理社会療法を組み合わせて適切に治療すれば予後は良好であることを説明し教育することも病名告知の一部を形成すると考えるべきだろうと思います。希望の持てる病名告知でなければなりません。

　統合失調症という病名の意味することを知り、その意味するように治療していく方法を説明し教育して患者にうまく理解してもらう

には、私の行っている患者の集団を対象とする患者心理教育（「統合失調症に負けないぞ教室」；表4）の心理社会療法が有効だろうと思います。「統合失調症に負けないぞ教室」の「幻聴君と妄想さんを語る会」（ビデオ利用型認知集団精神療法[28]）では、患者が、他の患者の良くなっている姿や頑張っている姿を映像で見ることによって、ビデオの中の患者の症状や病気の経過が自分に似ていることを知り、自分は統合失調症であると思うが、自分も頑張れば病気が良くなって自分らしく生きていけるようになると心から納得させることができます。「統合失調症に負けないぞ教室」の「幻聴君と妄想さんを語る会」での病識獲得は、患者自らが心を介して腑に落ちるものであるので有効なのだろうと考えています。

　病名告知は家族にも行います。家族には、家族心理教育の「家族教室」（表5）に参加してもらうことで、統合失調症という病気について理解してもらい、患者の病気が統合失調症であることを認められるように、また、家族として患者を援助できるように、家族に対し病名告知し指導する必要があります。家族教室への参加を希望して集まる家族には敬意を表しますが、しかし、その家族たちの中には、患者の病気が統合失調症であることを否定（「そんな病気ではないのだろう」「発達障害だろう」など）したいがために参加してくる家族もかなりいるものです。しかし、色々な家族が参加していることは、家族が自分を振り返って自分の心を知り、正しく病気を理解しようとすることにつながるので良いことだろうと思います。そして、病名告知を受け統合失調症を正しく理解した家族がエンパワメント（家族がもともと持っている患者への愛と力を引き出すことと言えるでしょう）され、病気に打ち勝とうとする患者をうまくサポートできるようになることが、患者の病識の保持、レジリエンスの向上、回復につながる上手な病気の管理に役立ちます。

また、病名告知を受けた家族が、家族教室に参加することによって統合失調症患者を抱え悩んでいるのは自分たちだけではないことを知り、家族教室が終了した後も統合失調症患者を持つ家族の仲間と一緒に継続的に集まって勉強していくことが、患者の再発再燃を防ぎ、回復へ向けて支えていくうえで大切だと理解できるようになることも重要なことです。医師はそのような場としての「家族会」（表５）に継続参加するよう家族に指導することが必要です。

表4　患者心理教育の「統合失調症に負けないぞ教室」について

　統合失調症患者を対象とした認知集団精神療法（10〜20人）で、6回1クール（5つのプログラム；1時間/回のセッション）としてエンドレスに行っている。入院か通院かの別なく参加でき、患者が他の多くの患者と一緒に、病気からの回復に向けて勉強したり話し合ったりしながら頑張っていく教室である。

　　第1回　幻聴君と妄想さんを語る会①
　　第2回　幻聴教室
　　第3回　新しい集団精神療法
　　第4回　幻聴君と妄想さんを語る会②
　　第5回　栄養健康教室
　　第6回　フォーラムS

5つのプログラム

- **幻聴君と妄想さんを語る会**：統合失調症の患者が、自分の体験（症状）と対処法を話しているビデオ（幻聴、妄想、暴力、自閉、回復がテーマ）を観た後、意見や感想を述べ合う会。認知療法。ピアサポートとしての役目もある。患者心理教育の中で最も印象に残ったプログラムとして患者に支持されている。病識の獲得に効果的である。

- **幻聴教室**：冊子を用いて、幻聴について総合的に学ぶ会。幻聴を症状ではなく体験として受け止め対処法を学ぶ。認知療法。「幻聴教室ノート」を作りまとめる。妄想に対しても同じ考えで対処できることも学ぶ。

- **新しい集団精神療法**：スライドと「治療の栞」を用いて、統合失調症の疾患理解・治療法・リハビリなどについて学ぶ会。「治療戦略ノート」を作成する。やや難しいところもあるが、患者から病気の理解ができたと支持され、患者心理教育を終了した患者から終了後、ずっと折に触れて「治療の栞」と「治療戦略ノート」を見て復習しているという意見も聞かれる。

- **栄養健康教室**：スライドを用いて、肥満防止のための栄養摂取法と運動法について勉強する会。BMI（Body Mass Index；肥満の指標）、有酸素運動などについて学ぶ。

- **フォーラムS**：幻聴君と妄想さんを語る会に参加したことがある患者が集まり、精神症状と日常生活についてフリートークをする会。患者から2つのテーマ（入院患者と通院患者から1つずつ）を出してもらい話し合う。
（現在は、新潟県長岡市にある田宮病院統合失調症治療センターで実施している）

表5　家族心理教育の家族教室と家族会について

Ⅰ．家族教室

　統合失調症患者を持つ家族を対象としたオープンな教室である。患者が私の病院で入院または通院治療しているかどうかには関係なく、また未治療であっても統合失調症患者を持つ家族なら誰でも参加できる。8回1クール、1.5時間/回のセッションとして行っている。統合失調症治療では、家族が統合失調症という病気と症状を理解し、患者をうまくサポートできるようになることが大切であるという考えのもと、20～40人の家族に集まってもらい実施している。当教室では勉強だけでなく家族間交流も大事にしている。

　　家族教室のテーマ
　　第1回　脳の疾患
　　第2回　原因と経過
　　第3回　治　　療
　　第4回　薬物療法
　　第5回　リハビリテーション
　　第6回　家族の役割
　　第7回　幻覚の擬似体験と福祉制度の説明
　　第8回　鎮静の擬似体験とディスカッション
　（現在は、新潟県長岡市にある田宮病院統合失調症治療センターで実施している）

Ⅱ．家　族　会

　家族教室を終えた人が参加するエンドレスの勉強会としての家族会。家族教室で学んだことの復習を兼ねた統合失調症治療に関する勉強と家族間交流を目的としている。約30～90人の家族が参加している。
（現在は、新潟県長岡市にある田宮病院統合失調症治療センターで実施している）

第4章

上手な面接の仕方とは

1．診断と治療としての面接

　精神科での面接には、診断と治療の2つの要素が存在しています。精神科では、初診時から診断のための面接をしながら同時に治療のための精神療法的面接を始めることになるのですが、ここが他の診療科での面接とは大きく違うところでしょう。

　そのような面接を患者側と医師側の双方の視点から見てみましょう。

　患者側から見ますと、多くの場合、面接では医師に話をすることでカタルシス的効果が得られますし、医師に相談でき治療に結びつけられることで安心感が得られるでしょう。一部、患者自身は納得していないのに家族に無理矢理受診させられた患者の場合は、初診時にはそうはいかないことがあるかもしれませんが、症例1のように面接を重ねるに従い、患者は安心できるようになるものです。

　症例1　40代、女性。15年くらい前から家族が患者の精神的異常に気づいていましたが、患者は家族を寄せつけないため放置されていました。そのうちに患者は引きこもり、母親に暴言・暴力を振るい始めました。ある年、家族が私に「(患者は)病気だろうか」と相談をしにきました。私の病院に連れてきて治療を始めることが必要であると説明したところ、家族は搬送業者に依頼し患者を連れてきました。初診時、患者は「犯罪者に仕立て上げられる。嫌がらせをされる。組織がある。母の方が診てもらうべきだ」と言い、私の「統合」「失調」「症」という病名告知を受け入れませんでした。入院を勧めましたが拒否しましたので、医療保護入院となりました。私は入院当日から3日間、十分に時間をかけて面接し患者の話を聴きました。入院当日

や２日目は、「店に行くと店員が近寄ってきて私の行動を妨害したり、私を警戒する館内放送を流されたりした。だから必要最小限しか外出しなかった。以前、母が『警察が・・・』とか『役所が・・・』とか話をしていたが、こういうこと（入院準備を進めていたこと）だったのかと思う。合点がいった。証拠がないが事実だ」と被害的幻聴や妄想について述べ、病気であることを認めませんでした。３日目、「母は、親戚が私を悪者だと思うように仕組んでいる」などと相変わらず被害妄想を述べていましたが、「十数年自分の中に溜め込んでいて言えなかったことを言えてすっきりした」とカタルシス的発言をするようにもなりました。また、「薬は飲んでいる。悪くない。ということは、私は統合失調症ですか」と半分は理解したような発言をし、教育プログラムに参加することを約束してくれました。

一方、医師側から見ますと、面接は、患者の話への傾聴と適切な問診とで患者の病状を的確に把握したうえで診断し、患者とのラポールを形成維持し、支持的精神療法により患者を治療する場になります。

最近では、面接は医師と患者が情報を共有して相談しながら治療法や使用薬剤の選択を決定するというshared decision making[36],[37],[42]（SDM：シェアード・ディシジョン・メイキング；第７章を参照）の場にもなっています。

このように、面接の様子は従来とは変わってきていて、患者の態度は「医師に聴いてもらって治療される者」という受け身的態度ではよくなく、「医師と一緒に相談しながら積極的に治療に参加していく」という主体的態度が患者に要求されるようになっています。これが本来あるべき治療風景なのでしょうから良いことなのですが、患者が病気の治療において主体的になれるように、医師が率先してこのような態度を取るようにしていかなければなりません。

2．初診時と通院時の面接

　次に、初診時と通院時（再診時）の2種類の面接について考えてみましょう。この両者での面接の仕方は細部では異なるところもありますが、基本的には同じであると言えます。どちらの場合も面接が、統合失調症患者が気になっていること、本当の出来事と考えざるを得ないこと、困っていること、不思議に思うこと、耐えていること、不審に思っていること、イライラすること、不安であること、体調がすぐれないこと、うまく体が動かないこと、眠れないこと、食べられないことなどや、それらに患者がどう対処できているのかいないのかを安心して話せるような場になっていることが大切です。まず医師に必要なことは、否定も肯定もせず時間をかけて患者の話を傾聴することです。そして、そのような話の背景にある患者の感情を理解するようにします。そのうえで適切な診断を含めた助言をするようにします。また、医師は、統合失調症患者が病気の管理や日常生活でできていること、頑張っていることなどについて些細なことでも褒め、笑顔を保ちながら時間をかけて傾聴するという態度を保つことが大切です。とすると、医師の面接時の態度は「心を澄ませて、いつも褒めてニコニコ」となっていることが必要となるでしょう。

　通常、面接を実施する際の大事なポイントは、現在の患者の睡眠覚醒パターンや行動パターンの内容と以前見られていた様子との違い、対人関係・社会生活・表情・言動・食生活の変化、清潔保持の良否などを聴き、患者の1日の行動や暮らしぶり、精神的安定度を1つの風景として医師の心のキャンバスに描けるように話を聴くようにすることです。病状から患者が十分に話せない、あるいは話そうとしない時には、患者に断ったうえで付き添いの家族に話を聴くようにします。

家族の話を聴くことで、患者のみでは不足している情報を補足することができることもあります。家族が同行しておらず、訪問看護師、ヘルパー、デイケア・作業所などの職員が付き添ってきている場合には、これらの方々の情報も有用なものとなることがありますので、よく話を聴き取るようにします。

　さて、初診時には当然ながら的確な診断をつける作業が大切なことですので、温かく患者に接しながらも病状を厳しく見極める目を働かせつつ、統合失調症の診断基準（図1）を1つ1つチェックしながら面接を行っていく必要があります。具体的には、特に時間をかけて患者の訴えを聴き、辛いことをよく話してくれたとねぎらい、これまで大変だったであろうことを共感し慰め、統合失調症患者の病状を専門家として検討した結果である診断（統合失調症であること）と、患者の病状が軽減するための最良の方法をアドバイスしたいことを伝えるようにするとよいでしょう。私は、統合失調症患者の初診面接では、なるべく長時間、患者の話を聴いた後、次のようにまとめて診断を優しく伝えるようにしています。

　「あなたの話を聴いていて、あなたの今の状況をまとめると次のようになります。あなたの今の状態は心や行動をまとめることがうまくできていない状態だと言えますね」と。すると、大抵の患者は「そうだ」と言います。それを受けて私は、「では、心や行動をまとめることが今うまくいっていない状態を他の医学用語に置き換えてみましょう。"心や行動をまとめること"は『統合』となり、"うまくいっていない"は調子を失っているのですから『失調』となり、"状態"は『症』となります。その3つの『統合』と『失調』と『症』をくっつけると『統合失調症』になります。この『統合失調症』が、今のあなたの心の状況を説明する言葉で、あなたの病気の名前です。また、『症』は状態ですから"変化する"という意味を持っています。水が氷になるよう

A．以下のうち2つ（またはそれ以上），おのおのが，1カ月間（または治療が成功した際はより短い期間）ほとんどいつも存在する．これらのうち少なくとも1つは（1）か（2）か（3）である．
　（1）妄想
　（2）幻覚
　（3）まとまりのない発語（例：頻繁な脱線または減裂）
　（4）ひどくまとまりのない，または緊張病性の行動
　（5）陰性症状（すなわち感情の平板化，意欲欠如）

B．障害の始まり以降の期間の大部分で，仕事，対人関係，自己管理などの面で1つ以上の機能のレベルが病前に獲得していた水準より著しく低下している（または，小児期や青年期の発症の場合，期待される対人的，学業的，職業的水準にまで達しない）．

C．障害の特徴的な徴候が少なくとも6カ月間存在する．この6カ月の期間には，基準Aを満たす各症状（すなわち，活動期の症状）は少なくとも1カ月（または，治療が成功した場合はより短い期間）存在しなければならないが，前駆期または残遺期の症状の存在する期間を含んでもよい．これらの前駆期または残遺期の期間では，障害の徴候は陰性症状のみか，もしくは基準Aにあげられた症状の2つまたはそれ以上が弱められた形（例：奇妙な信念，異常な知覚体験）で表されることがある．

D．統合失調感情障害と「抑うつ障害または双極性障害，精神病性の特徴を伴う」が以下のいずれかの理由で除外されていること．
　（1）活動期の症状と同時に，抑うつエピソード，躁病のエピソードが発症していない．
　（2）活動期の症状中に気分エピソードが発症していた場合，その持続期間の合計は，疾病の活動期及び残遺期の持続期間の合計の半分に満たない．

E．その障害は，物質（例：乱用薬物，医薬品）または他の医学的疾患の生理学的作用によるものではない．

F．自閉スペクトラム症や小児期発症のコミュニケーション症の病歴があれば，統合失調症の追加診断は，顕著な幻覚や妄想が，その他の統合失調症の診断の必須症状に加え，少なくとも1カ月（または，治療が成功した場合はより短い）存在する場合にのみ与えられる．

図1　DSM-5の統合失調症診断基準[1]

「日本精神神経学会（日本語版用語監修），髙橋 三郎・大野 裕（監訳）：DSM-5 精神疾患の診断・統計マニュアル．p.99, 医学書院，2014」より引用

に、あるいは水が水蒸気になるように、本質は変わらなくても状態は変わるということです。今、あなたは良くない状態ですから、これから良くなるということです。『統合失調症』を治していきましょう」と言うと、患者は「わかった」と了解してくれます。要するに、統合失調症という診断の伝え方は、先程述べた（第３章を参照）病名告知の仕方とは逆の説明手順で行うとよいのです。

　通院時（再診時）の面接では、「調子が良い。大丈夫だ」と患者に話を簡単に終わらせるのではなく、またイエス・ノーで答えられるように尋ねるのではなく、悪化の前兆・徴候がないか、うまく対処法を行えているか（患者がいかに症状への対処法を行えているかが、服薬を遵守することと同様に大事なことです）、薬を飲めているか、薬の副作用はないか、非特異的症状がないかなどの病状についてや、患者の日常生活について十分に時間をかけ聴いていくことが大切です。"昨日も今日も明日も統合失調症である"ことから、統合失調症治療全体を見ると、通院時の面接に長い時間を費やすことになりますので、通院時の面接が最も大切なこととなります。

　ここで非特異的症状について説明をしておきましょう。統合失調症の発症時には、幻覚や妄想などの特徴的な症状ではなく、不安、憂うつ、イライラ、引きこもり、集中力低下、意欲低下などの非特異的症状が見られることが多いものです。では、服薬を継続できている安定期や回復期の症状はどうでしょうか。安定期や回復期では、著しい症状が消え病状が安定しているのですが、"昨日も今日も明日も統合失調症である"ことの基盤としての未解決器質的問題が存在し続けているわけですから、特徴的な症状が見られなくても発症時と同じような非特異的症状は依然として見られるだろうと考えられます。患者が常にこの非特異的症状の有無に注意を向け、その存在に気づいた時には、通院の面接時に医師にすぐ相談できるようになっていることが大切な

こととなります。このような相談があった時には、医師は非特異的症状のもつ意味合いの説明をし、薬物の調整だけではなく対処法の指導も行っていく必要があります。

3．家族同席の面接

　精神科面接は、医師が患者とのラポールを作り、耳を傾け、患者が自分の心や不安や悩みを自由に包み隠さず治療者に話せるために、医師と患者との1対1で行うことが一般的です。しかし、統合失調症では、患者のありのままを知り、薬物療法を調整し、日常生活に合った具体的な助言・指導をしていくことが治療的に重要なことになりますので、より的確に患者の現在の病状と暮らしぶりを知るために家族を面接に同席させることは良いことです。また、患者の病からの回復には家族の理解とサポートは欠かせないものですので、面接に家族が同席することは、面接時に家族に対しても的確な指導ができ治療的だと言えます。私の診察では患者単独の面接より家族が同席しての面接の方が多いくらいです。しかしそれには、家族が前もって面接に同席することを患者に了解してもらい、医師に話す内容を患者と相談しておくことが条件になりますので、初診時に家族に対し、しっかりとした家族同席面接の要領を指導しておく必要があります。

　以上から、面接の要点をまとめますと表6のようになります。これらに留意しながら面接を行うとよいだろうと思います。

表6　面接について

- 患者の話への傾聴と適切な問診とで、患者の病状を把握したうえでの的確な診断と支持的精神療法による治療の場になる。
- 話の背景にある患者の感情を理解するように心掛ける。
- 患者の1日の行動や暮らしぶりや精神的安定度を1つの風景として医師の心のキャンバスに描けるように話を聴く。
- 面接時の態度は「心を澄ませて、いつも褒めてニコニコ」となっている必要がある。
- 家族同席の面接は、家族から情報を得たり家族を直接指導したりでき有効である。

第 5 章

上手な薬物療法とは

1．統合失調症治療薬を選ぶ基本条件

　統合失調症は脳の器質性疾患である病気ですので、物質の異常の病気となりますから、理論的には物質である薬（物質の異常を修正する物質）の効果が期待されます。しかし、現在のところ統合失調症の原因は不明であるという点から、未だ根治薬はないということになります。ですから、どんなに良い薬を使用した薬物療法を行ったとしても対症療法の域を出ないということになります。とすれば、薬物療法では副作用が出にくい薬を使用することが大事なこととなるでしょう。これは統合失調症の薬物療法を行うにあたっての重要な点になります。もう1つは、根治薬はないことで当然ながら統合失調症は慢性疾患となりますから、治療薬は病状改善効果があり、長く飲み続けられる薬である必要があるでしょう。この2つの点から、飲みやすく、長期に使用していても十分ではないが適切な効果の維持を期待でき、副作用が少ないという薬であるかどうかが、治療薬を選ぶ究極的な基本条件となります。

2．定型抗精神病薬と非定型抗精神病薬

　統合失調症治療薬である抗精神病薬には、定型抗精神病薬と非定型抗精神病薬の2種類があります。定型抗精神病薬は約60年前から臨床使用されていますが、極論すれば統合失調症の4つの症状（陽性症状、陰性症状、認知機能障害、抑うつ症状）のうちの陽性症状しか改善せず、副作用の錐体外路症状（EPS）が出やすいので、最近はあまり使われないようになっています（クロルプロマジン、ハロペリドールなどのDA：dopamine antagonist；ドーパミン拮抗薬）。一方、

非定型抗精神病薬は、EPS が出にくい薬と定義されていて、約20年前から使用されています。この薬は陽性症状のみならず陰性症状や認知機能障害をも改善することができる[43]ことから、最近よく使われるようになっています。しかし、EPS が少ない非定型抗精神病薬であっても使用用量が多くなると EPS が出やすくなりますし、特有の副作用（代謝障害、高プロラクチン血症、性機能障害など）も出たりしますので注意を要します。

3．非定型抗精神病薬の使い方

　統合失調症の治療には、非定型抗精神病薬を単剤で使用することが推奨されます。我が国で使用できる非定型抗精神病薬は現在のところ8種類あります。具体的には、アリピプラゾール、ブロナンセリン、クロザピン、オランザピン、パリペリドン、ペロスピロン、クエチアピン、リスペリドンの8つです。これらの8つの薬は、作用メカニズムの違いから、セロトニン-ドーパミン拮抗薬（serotonin-dopamine antagonist：SDA；パリペリドン、ペロスピロン、リスペリドン）と、多受容体作用抗精神病薬（multi-acting receptor targeted antipsychotics：MARTA；クロザピン、オランザピン、クエチアピン）、ドーパミン-セロトニン拮抗薬（dopamine-serotonin antagonist：DSA；ブロナンセリン）、ドーパミン部分作動薬（ドーパミン神経系安定化薬ともいう）（partial dopamine agonist：PDA、dopamine system stabilizer：DSS；アリピプラゾール）の4群に分けられます。作用メカニズムの違いを考慮して、8つの薬を使い分けるとよいでしょう。

　最近は、この8つの薬を鎮静系と非鎮静系の2群に分ける考えも出てきています。鎮静（または、静穏）は急性期には必要なこともあり

ますが、安定期にはないか少ないことが治療的だと言えますので、治療段階に合わせて鎮静系薬と非鎮静系薬を使い分けることも大切となるでしょう。非鎮静系には、アリピプラゾール、ブロナンセリン、パリペリドンの3つがあります。

まとめますと、非定型抗精神病薬の8種類の薬は作用メカニズムや期待できる効果に違いがありますので、非定型抗精神病薬であればどれでも良い、どれでも同じと考えるのではなく、患者の病状や治療段階に合った薬を選んで使用することが肝要です。

私流の非定型抗精神病薬の使い方は表7のようになります。アリピプラゾール、ブロナンセリン、オランザピン、パリペリドン、リスペリドンの5種類を主に使用しています（図2）。医師の方はこれを参考にしてもらって、自分なりの非定型抗精神病薬の使用法ができるとよいでしょう。ここで、クロザピン、オランザピン、クエチアピンの3つでは、糖尿病を患っている患者での使用は禁忌や原則禁忌となっ

表7　私の非定型抗精神病薬の使い分け

	症　状	使用する非定型抗精神病薬
通院	陽性症状や陰性症状が軽症	ARP, BLN
	陽性症状が軽症〜中等症	ARP, BLN, OLZ, PAL
入院	陽性症状または陰性症状が中等症〜重症	ARP, BLN, OLZ, PAL
	隔離を要しないが陽性症状が著しい	BLN, OLZ, PAL
	隔離を要する	OLZ$_{ODT}$, RIS$_{OS}$

（注）ARP：アリピプラゾール，BLN：ブロナンセリン，OLZ：オランザピン，
OLZ$_{ODT}$：オランザピン口腔内崩壊錠，PAL：パリペリドン，
RIS$_{OS}$：リスペリドン内用液

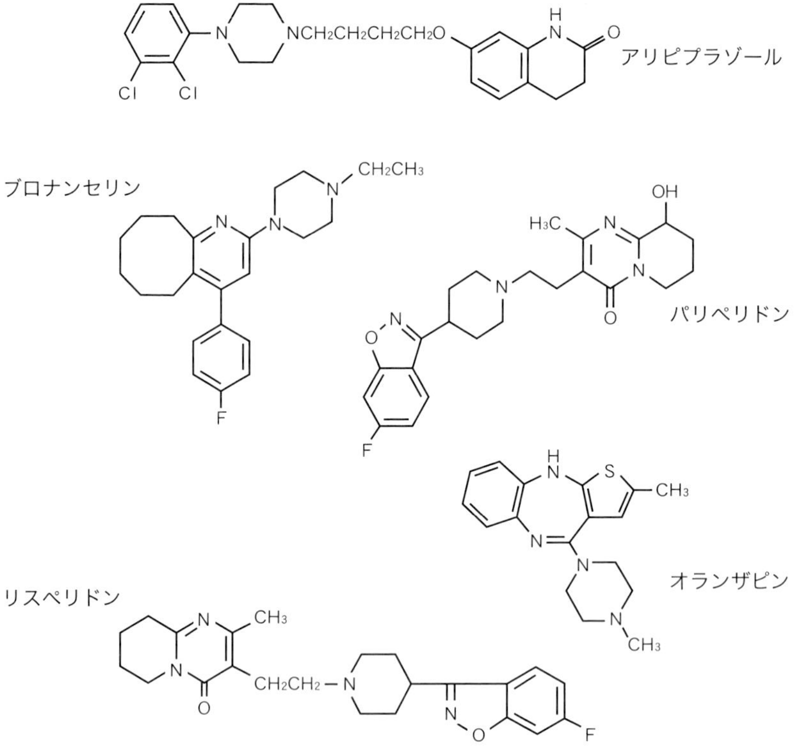

図2　主な非定型抗精神病薬の構造式

ていますので注意を要します。

4．急性期入院薬物療法の実際

　　非定型抗精神病薬に限らずに抗精神病薬の使い方についての話をしましょう。統合失調症治療に使用する抗精神病薬は、最終的には単剤

少用量を目指しますが、急性期入院治療の最初期は、患者は滅裂であったり興奮状態であったりしますので、なるべく早く落ち着いてもらい、なるべく早期に心理社会療法に参加できるようにするために高用量でも使用する必要があります（表8）。また、興奮がひどい場合には、抑制性神経系を賦活する気分安定薬（バルプロ酸ナトリウムなど）や抗不安薬（ロラゼパムなど）を補助薬として抗精神病薬に併用するようにします。単剤高用量でも病状が軽減しない場合は、作用メカニズムの違う非定型抗精神病薬（上記の8種類に新しくはないがメカニズム的に非定型抗精神病薬に分類されるゾテピンを含めた9つから選びます）をもう1種類、適量使用するとよいでしょう。どんな病状でも2種類の抗精神病薬で何とかなるものです。

　初期の薬物療法である程度落ち着けば、心理社会療法の併用を開始するとよいでしょう。その結果、薬用量を低減することができるようになります。心理社会療法によって薬が効く素地ができ、薬が十分効くようになりますので、必要な薬用量が少なくて済むようになるのです。入院後どれくらい経過したら心理社会療法を開始できるかは患者によりまちまちですが、入院2日目に開始できる人もいれば、入院治療が1か月経過したところでようやく開始できるという人もいます。

表8　主な非定型抗精神病薬の最高用量

薬物名	最高用量（mg/日）
アリピプラゾール	30
ブロナンセリン	24
オランザピン	20
パリペリドン	12
リスペリドン	12

いずれにしても、薬物療法が適切なものであるためには、どれほど遅くなっても必ず心理社会療法の要素が薬物療法に反映されるように治療の組み立てを工夫していく必要があります。

その辺のところを症例をあげて説明したいと思います。

症例2　20代、男性。大学在学時に外国で発症しました。言動まとまらず破壊・粗暴行為が見られ、現地で入院しました（2回；いずれも数日～1週間）。帰国したのですが落ち着かず、両親が内服を中止させたこともあり病状が悪化しました。2カ月後、独語、空笑、不眠、自殺企図があり、あるクリニックを受診しました。10日後、滅裂、不穏、奇異行為が見られたため、救急病院に医療保護入院しました。3ヵ月間ずっと途切れることなく隔離が続き、さらに病状が悪化した際には、隔離室内で胴・四肢拘束をされ、抗精神病薬（ハロペリドール）の点滴静注をされていました。隔離状況のまま、家族が私の教育入院（表9，図3-1，3-2）を希望したため、私の病院に転院してきました。前病院の最終の薬物療法は、抗精神病薬を5種類（オランザピン15mg、ハロペリドール12mg、ゾテピン400mg、フルフェナジン9mg、レボメプロマジン100mg/日）を使い、用量はクロルプロマジン（CP）換算2,356mgの超大量療法となっていました。併用する気分安定薬のバルプロ酸ナトリウムは1,000mg/日でした。

私の病院に入院した時には、幻聴・妄想・興奮などの精神症状や過鎮静・錐体外路症状などの薬の副作用が認められました。私は、隔離を使用することはせず、薬物療法を2種類の抗精神病薬（パリペリドン12mg、ゾテピン250mg/日；CP換算1,179mg）と800mg/日のバルプロ酸ナトリウムで始めました。前病院の処方経過を考慮すると、いきなり単剤少量にはできないと判断し、前処方の1/2の

1,000mgをわずかに超えた用量（大量療法の下限）で始めました。始めのうちは、イライラ・被害関係妄想・幻聴が見られ、他患者とのトラブルもありましたが、隔離を使用することなく落ち着かせることができました。入院10日目から患者心理教育に参加し始めましたが、この頃から症状が軽減しだし、病識が持てるようになりました。同時に家族も家族心理教育に参加し始めました。入院期間中にゾテピンは漸減中止とし、バルプロ酸ナトリウムも半量に減らしました。退院時の処方は、抗精神病薬1種類のパリペリドン12mg/日（CP換算800mg）と気分安定薬（バルプロ酸ナトリウム400mg/日）となっていました。7週間の入院で予定通り退院しましたが、退院時に患者は「1ヵ月半の入院で統合失調症について勉強できて良かった。自分には幻聴や妄想があるが、退院してからは、そんな症状があったら散歩など体を動かすことで対処したい。調子は良い」と述べていました。この言葉からもわかるように、患者は病識を持ち、病気を理解し、対処法についても理解し身につけて退院できたと言えます。

　退院後は2週に1回の割合で規則的に通院していました。始めのうちは軽い幻聴や被害関係念慮が見られることもありましたが、次第にそれもなくなりました。

　薬はパリペリドンを漸減し、バルプロ酸ナトリウムは中止、退院後4ヵ月目には適量の抗精神病薬1錠（パリペリドン6mg/日；CP換算400mg）のみとなりました。現在は、退院後2年が経過していますが、病状は安定しており大学に通っていて成績も良好です。

　現在の薬物療法は、他の併用薬は何もないパリペリドン6mg/日のみの単剤単純療法を継続しています。

　この症例から、多剤超大量療法と隔離措置の継続でしか落ち着かなかったような最重症の患者でも、患者心理教育に参加することで病状

は安定し、薬の適量使用ができるようになると言えます。これにより、患者心理教育の効果から薬が効く素地が形成され、初めは大量療法にせざるを得なかった薬物療法を単剤少量療法にすることができるということがわかるだろうと思われます。

表9　統合失調症の教育入院

1. 入院期間：
   1.5ヵ月程度
2. 目的：
   ①病識の獲得
   ②患者・家族の疾患理解
   ③薬物治療の適正化
   ④精神症状の軽減
   ⑤患者－家族関係の調整
   ⑥生活習慣改善法の理解
   ⑦身体的コーピング法の習得
3. 治療システム（医師が主導するチーム医療下で実施する）：
   ①患者自身による治療経過評価（クライエント・パス［第8章、表15参照］；正規のものより早く進行させる）
   ②患者心理教育（病識の獲得、疾患の理解、治療法、特に薬物療法の理解、病状への対処法、生活習慣改善・肥満防止法に関する集団療法である5つのプログラムに1～2回ずつ参加）
   ③家族心理教育（疾患・治療法の理解、病状への対処法などを集団で学ぶ家族教室に2～3回参加）
   ④患者家族合同面接（患者・家族・医師・看護師・作業療法士・精神科ソーシャルワーカーが参加；入院期間の後半に1回30分；医師－患者間、医師－家族間、患者－家族間のコミュニケーション；医師は随時看護師に意見を求め、リカバリー・パス、アウトリーチの紹介を行う）
   ⑤身体的コーピング法（深呼吸法、リラクセーション）、OT（作業療法）、患者SST（社会生活技能訓練）、家族SST、ダイエット教室
   （現在は、新潟県長岡市にある田宮病院統合失調症治療センターで実施している）

1．患者用

	月	火	水	木	金
第1週	入　院		統合失調症に負けないぞ教室①	OT①	SST①
第2週	OT②	身体的コーピング法①	統合失調症に負けないぞ教室②	OT③	SST②
第3週	OT④	身体的コーピング法②	統合失調症に負けないぞ教室③	OT⑤	SST③
第4週	OT⑥	身体的コーピング法③	統合失調症に負けないぞ教室④	OT⑦	SST④
第5週	OT⑧	身体的コーピング法④	統合失調症に負けないぞ教室⑤	OT⑨	SST⑤
第6週	患者・家族合同面接	身体的コーピング法⑤	統合失調症に負けないぞ教室⑥	ダイエット教室	退　院

※すべてのプログラムは、田宮病院統合失調症治療センターで実施している。

統合失調症に負けないぞ教室：患者心理教育の名称（医師、看護師、精神科ソーシャルワーカー、作業療法士による）
OT：作業療法（作業療法士による）
SST：看護師による社会生活技能訓練（患者用）
身体的コーピング法：深呼吸法、リラクセーション（作業療法士による）
ダイエット教室：栄養士による教室
患者・家族合同面接：教育入院の後半で、患者、家族、主治医、看護師、作業療法士、精神科ソーシャルワーカーが参加して30分間話し合う。

図3-1　教育入院スケジュール

症例3　40代、女性。母親との2人暮らし。姉は近くで別居をしています。10年前、「盗聴される。電車の中で悪口を言われる」と幻聴・被害妄想が出現し、ある病院に入院しました。患者は、入院中は服薬をしていましたが、退院後はまったく通院と服薬をしなかったため、4年前と2年前に2度同じ病院に再入院しています。その後もずっと病状は安定していなかったのですが、母親が世間体を気にして入院させようとはしなかったようです。ある年、近所への迷惑行為が

2．家族用

	月	火	水	木	金
第1週	入　院			家族教室① 家族SST①	
第2週					
第3週				家族教室② 家族SST②	
第4週					
第5週				家族教室③ 家族SST③	
第6週	患者・家族 合同面接				退　院

※すべてのプログラムは、田宮病院統合失調症治療センターで実施している。
　家族教室：家族心理教育の名称。医師、看護師、作業療法士、精神科ソーシャルワーカーが参加。
　家族SST：社会生活技能訓練（家族用）。看護師、作業療法士、精神科ソーシャルワーカーが参加。

図3-2　教育入院スケジュール

続き、警察沙汰になるなど病状が悪化してきたため、姉が母親を説得し保健所と警察の助けを借りて、患者を医療保護入院させました。その際、家族は、入院させるのにいつも苦労するので退院させては困ると、主治医である私に対し強く主張しました。それに対し私は、統合失調症治療では入院治療はなるべく短くして、病気を管理しながら通院治療を続けられるようになることが大事であることと、今回の入院治療期間は3ヵ月の予定であること、患者には患者心理教育（「統合失調症に負けないぞ教室」）に、家族には家族心理教育（「家族教室」と家族教室終了後の「家族会」）に参加してもらうことを説明しました。入院時は滅裂で興奮するため1週間隔離となりました。薬物療法はオランザピン10mg、バルプロ酸ナトリウム400mg/日で開始しましたが、その後、オランザピンを20mg/日に増量した後、ゾテピ

ン 75 mg/日を追加しました（CP 換算；914 mg/日）。入院 1 ヵ月後、被害妄想や誇大妄想はあるものの、教育に何とか参加できる状態であると判断し、一般入院から教育入院に切り替え、この時から患者には患者心理教育に、家族には家族心理教育に参加してもらうように指導しました。患者は、始めのうちは、患者心理教育のプログラムの「統合失調症に負けないぞ教室」に参加している間中、独語を続けているような状態でした。しばらく経った頃、患者は「統合失調症だというのは理解した。大丈夫だ。薬を飲み続けることもできる」、「薬は合っている。服薬し通院できる。デイケアにも来られる」と言うようになりました。家族は家族心理教育で勉強したこともあり、退院させないという態度を改め、また、患者の治療に対する意識の変化と病状の軽減が認められましたので、退院に同意してくれました。薬物療法はゾテピンを漸減中止し、退院時にはオランザピン 20 mg/日の単剤療法（バルプロ酸ナトリウム 400 mg/日は併用）にすることができました。退院後は規則正しく服薬して毎週 1 回通院し、週 5 日デイケアに通うことができました。3 ヵ月間しっかりとデイケアに通えたため、その後はデイケアから A 型作業所（週 5 日）に変え、通うように指導しました。退院後、半年経った頃からは、通院頻度を 2 週に 1 度とし、通院間隔を長くしました。現在、退院後 1 年半が経っていますが、今も患者は家族と一緒に 2 週に 1 度の割合で規則的に通院し、服薬も確実にできています。

　家族は「家族教室」の最終回でのアンケートに答え、「自分たちだけで悩み苦しんでいた。同じように統合失調症の患者を抱え頑張っている家族の存在が励みになった。この病院に世話になったことに感謝している」と記していました。また、その後の家族会への入会挨拶時に「家族教室に参加して自分たちが救われた。今回の退院後は、娘（患者）が自ら薬を飲み、バスを使って一人で毎週通院し、デイケアにも毎日

来られているので大変驚いている。今までなかったことだ」と話していました。
　現在の薬物療法は、オランザピン15mg/日の単剤療法（バルプロ酸ナトリウム400mg/日は併用）です。

　この症例から、重症患者でも、薬物療法を高用量の抗精神病薬と気分安定薬の併用で始め、患者が患者心理教育に参加し、家族が家族心理教育に参加すれば、患者も家族も変わることができ、その結果、家族に理解されサポートされて、患者が社会参加に頑張れるようになれるということがわかるだろうと思います。特に、この症例で急性期治療での家族心理教育の重要性がよくわかるかと思います。

症例4　18年前、うつ状態で発症しA病院を受診。その後、3ヵ所のクリニックを受診しましたが、ほとんど服薬していませんでした。その2年後からは「父に殺される。人に悪口を言われる」との幻聴・妄想が出現しました。1年前上京し、Bクリニックを受診しました。ブロムペリドール6mg、レボメプロマジン10mgを処方されていましたが、服薬は十分ではありませんでした。ある年の1月からようやくブロムペリドールを飲み始めました。しかし、音楽の幻聴、漠然とした恐怖、抑うつ気分、希死念慮を訴え、2月7日、私の勤務する病院を受診し任意入院しました。薬物療法は入院当日の昼のロラゼパム（1.5mg/日）で開始しました。
　8日「薬は気持ち悪い感じではない。頭の中は、何かで一杯な感じ。音楽の幻聴はある。矛盾した言葉が浮かんでくる。入院してホッとした。入院前は何かに怯えていたが、今はない」と述べ、入院して少しは落ち着いたようでしたが、入院2日目なので、当然、病状は大きく変わってはいませんでした。朝からパリペリドン6mg/日の投薬を開

始し、同日午後、患者心理教育に参加しました。しかし、「混乱していた」と言うなどボーっとしていました。

9日「音楽の幻聴は減ってきた。頭の中が気持ち悪いということはない。薬は合っている。よく眠れたから落ち着いた」と述べ、病状は少し改善傾向となりました。

10日「幻聴は減って薄ぼんやりしている。今は(人に)見られている感じはない。副作用はない」と言い、落ち着いてきました。

14日「11日頃から物がなくならなくなった。意識はしっかりしている。落ち着いて安心できている。今の薬は合っている。ブロムペリドールより楽だ」と述べていました。

15日、幻聴教室に参加しました。

16日「11日頃(投与4日目)から落ち着いたように思う。(幻聴教室に出て)幻聴の原因(自分の気持ちや考え)がわかったことに感謝している」と述べ、薬物療法と心理社会療法の効果について語っていました。

2月23日、退院しました。

この症例のように、入院翌日から患者心理教育に参加する例もあります。入院直後から参加した結果、患者は3週間弱という短期間で退院できたと言えるでしょう。また、患者心理教育の効果発現は、開始後早期から期待できることを示していると考えられます。

5．外来薬物療法の実際

通院治療時の薬物療法について説明しましょう。なるべくなら、抗精神病薬の薬用量は減らせるとよいかと思われます。患者に長期間飲み続けてもらうのですから、薬効が保てて副作用がないか、患者の日

常に支障がない程度の少ない薬用量に維持できるとよいでしょう。しかし退院後しばらくは、退院時の処方を保持した方がよいかと思われます。多くの患者は、退院し病院という保護的環境から元の大きなストレスがあった環境に戻る訳ですから、退院後しばらくの間は、薬の変更というストレスはない方がよいのです。患者の通院時の病状を見ながらゆっくりと用量を減らしていければよいでしょう。

ところで、入院中に心理社会療法の患者心理教育を受けた患者では、受けなかった患者より薬剤減量がうまくできるということがわかっています。たとえば、入院中から退院後まで継続してリスペリドン（RIS）単剤で治療していた患者のうち、入院中に患者心理教育に参加した患者では、有意に退院後15ヵ月目のRISの1日用量が退院時と比べて減っていました[11]（表10）。

表10　通院治療におけるリスペリドン（RIS）投与量の変化
（文献11より引用、一部改変）

	RIS投与量（mg/日） 退院時	RIS投与量（mg/日） 15ヵ月目	P値（退院時vs.15ヵ月目）
RIS・非再入院群 (n=21)	4.62 [2.09]	3.76 [2.24]	0.0071
参加者 (n=17)	4.29 [1.86]	3.59 [1.81]	0.0090
不参加者 (n=4)	6.00 [2.70]	5.00 [3.74]	0.2144

RIS・非再入院群：入院と退院後の通院を通してリスペリドン単剤で治療をした患者群
　　　参加者：RIS・非再入院群のうち、入院中に患者心理教育に参加した患者群
　　不参加者：RIS・非再入院群のうち、入院中に患者心理教育に参加しなかった患者群
　　　　　　　RIS投与量の値は、"平均[標準偏差]"で表記
　　　　P値：退院時のRIS投薬量と15ヵ月目のRIS投薬量での平均値の有意差

※15ヵ月目のRIS投薬量は、退院時のRIS投薬量と比べて、不参加者では減っていませんが、参加者で有意に減っていることがわかります。

通院治療で大事なことは、患者が服薬アドヒアランス（「症状がなくなっても回復のために患者が主体的に薬を飲み続けること」と私は定義しています）を遵守できるように指導していくことです。そのためには、患者の病識と、病から回復しようという意欲と、統合失調症は慢性疾患で薬物療法は対症療法であるので薬を飲み続けないと病状は悪化するという認識を維持できるように指導しなければなりません。通院中の薬物療法を適切なものとし、継続維持させるのも心理社会療法があってこそと言えるでしょう。

　以上、まとめますと表11のようになります。このような点に留意し、薬物療法を行っていくとよいと思われます。

表11　薬物療法は

- 飲みやすく、長期に使用していても十分ではないが適切な効果の維持を期待でき、副作用が少ない薬であるかどうかが治療薬を選ぶ究極的な条件となる。
- 非定型抗精神病薬を使用するとよいが、非定型抗精神病薬ならどれでもよい、どれでも同じというわけではなく、患者の病状に合った薬を選ぶことが肝要である。
- 急性期には、患者になるべく早く落ち着いてもらい、なるべく早期に心理社会療法に参加できるように抗精神病薬を高用量でも使用し、気分安定薬や抗不安薬を補助薬として併用することもある。
- 薬物療法が適切なものであるためには、心理社会療法の要素が薬物療法に反映されていることが必須である。
- 通院治療で大事なことは、患者が服薬アドヒアランスを遵守できるように指導していくことである。

第 6 章

上手な心理社会療法とは

これまで述べてきましたように、薬物療法に心理社会療法をいかに組み合わせることができるかが、統合失調症治療の成否の鍵を握ると考えられます。改めて本章で統合失調症の心理社会療法について触れたいと思います。

　統合失調症の心理社会療法には、患者心理教育、家族心理教育、社会生活技能訓練（SST：social skills training）、個人療法、集団精神療法、認知行動療法、レクリエーション療法、作業療法、デイケア、職業リハビリテーション、包括型地域生活支援プログラム、援助付き雇用など様々なものが含まれます。要するに、統合失調症患者が孤立することなく病気を管理し、社会に参加していけるように多職種の医療スタッフで様々に患者を支持・指導・支援していくことが治療的に重要であるということです。私は2001年から患者心理教育と家族心理教育を、2005年からクライエント・パス[15),17),19),24),32),36),38),42)]（表12、図4、図5、図6）を、2010年からリカバリー・パス[36),37),42)]（表13、図7、図8、図9）を統合失調症の心理社会療法として導入しています。以下に、私が行っている心理社会療法の実際について紹介したいと思います。

1．私が行う患者の心理社会療法

1）クライエント・パス

　心理社会療法は、急性期入院治療の早期から始める必要があります。私は、まず、入院当日あるいは翌日に、主治医、担当看護師、担当精神科ソーシャルワーカー、担当作業療法士のチームで患者にクライエント・パスを紹介するようにしています。なるべく早く患者が安心し相談でき、援助してもらえる体制（クライエント・パス）があることを患者に説明し、病気が良くなるように医療スタッフと一緒に頑張っ

ていこうと患者に話すようにしています。これが大事だと思っています。このように、クライエント・パスは本来、病状評価の媒体ではありますが、その実施状況からすれば心理社会療法の1つとして考えてよいと思います。

2）クリニカルパスではなくクライエント・パスとリカバリー・パス

2014年4月から、精神科でもパスを使った計画的治療に診療報酬（院内標準診療計画加算）が算定できるようになりました。大変良いことです。私はクライエント・パスとリカバリー・パスという2つのパスを統合失調症治療に導入しています。この2つのパスの特徴を説明しましょう。一般的には、入院医療での計画的治療ではクリニカルパスを使用します。クリニカルパスは、入院医療の質の向上と標準化を目指した急性期医療のツールとして使用されています。クリニカルパスを導入すると、診療スタッフ間の情報の共有化と診療手順の効率化が図られ、その結果、入院期間の短縮が期待できます。しかし、クリニカルパスには欠点があります。それは、クリニカルパスでは診療スタッフが患者に指示し評価するものであるために、患者は常に受け身であり、患者のニーズは掬ってもらえず、患者の顔が見えず、患者固有の回復のプロセスが見えてこないという点です。

統合失調症治療では、診療スタッフと相談しながら患者が主体的に治療に参加していくことが大切なので、私はクリニカルパスではなくクライエント・パスとリカバリー・パスを心理社会療法の1つの治療ツールとして開発し使っています。クライエント・パスとリカバリー・パスでは、クリニカルパスとは180°異なって患者が評価の主役になっています。患者自身が、自分の治療経過を診療スタッフ（看護師や精神科ソーシャルワーカー）と相談しながら評価します。クライエント・パスは急性期入院治療のツールとして、リカバリー・パスは急

性期入院治療を終えた通院治療のツールとして実施しています。

　クライエント・パスを使用し入院治療をした96.5％の患者が、クライエント・パスを良かったと評価しています。理由としては、良いと評価した患者の82.7％が「評価することで自分の状態を自分で知ることができた」ことをあげ、73.6％の患者が「看護師や精神科ソーシャルワーカーに相談できた」ことをあげていました（2008年に行ったアンケート結果）。この結果は、診療スタッフと相談しながら患者自身が主体的に治療に参加できたことを患者が評価していることを示していて、クライエント・パスが統合失調症治療のパスとして、また心理社会療法の1つとして、あるいは次章で詳しく説明するシェアード・ディシジョン・メイキングの表現の1つとしてふさわしいことを確認できたと言えます。

　リカバリー・パスについては、急性期入院治療し退院した後、パスを使用して通院治療をしている患者の93.3％がリカバリー・パスを良かったと評価しています。その理由として、そのうちの57.2％の人が「診療スタッフにうまく相談できた」ことをあげ、さらに同数の人が「日常生活に気をつけるようになり生活のリズムが良くなった」ことをあげています（2010年に行ったアンケート結果）。この結果から、リカバリー・パスを病状安定期のツールとして使用したことで、患者が診療スタッフと相談しながらリズムよく日常生活を送れるようになっているという統合失調症治療にふさわしい成果が得られていることを確認できたと言えます。統合失調症治療では、安定期の治療が最も重要となりますので、リカバリー・パスを外来受診時や訪問看護時に活用していくことは、治療法の1つとして有用だろうと思われます。

　実際にクライエント・パスとリカバリー・パスを使用している様子を症例で見ていきましょう。

症例5　20代、男性。高校在学時に自分の考えが周囲に伝わってしまうという筒抜け体験と被害関係妄想があり、引きこもってしまいました。病院に入院したりクリニックに通院したりして薬物療法を受けていましたが、少しも良くなりませんでした。そこで、入院して薬物療法だけではなく心理社会療法も受けたいと、私のところに来ました。患者心理教育に参加し、クライエント・パスを使用して病状の自己評価をしていくということにしました。入院中の診察時、患者は「自分には、自分の考えが他人にわかってしまわれているという不安感(筒抜け体験)があって、人と話ができないし人が怖い。でも、診察の後や、患者心理教育のプログラムに出た後や、クライエント・パスで評価した後では、しばらくは筒抜け体験が気にならず調子が良くなっている。それで、最近は少し調子が良くなっている」と述べました。

　患者にとって、医師と病状について話し合うこと(診察)、患者の集団の中で自分のことを話すこと(患者心理教育)、医療スタッフと話して病状を評価すること(クライエント・パス：相談)が、安心につながって症状を良くしていると考えられます。

症例6　30代、男性。高校在学時に被害妄想で発症しました。その後、クリニックに通院していましたが、薬を飲むと仕事ができなくなると言い、薬を飲まなくなりました。その結果、「悪口を言われる」、「電車の中に知人が乗ってきては自分を見張っている」という幻聴や妄想が強くなり、外出ができなくなり、仕事にも行けなくなってしまいました。半年後、患者の将来を不安に思い入院治療を希望する家族に連れられて私の病院を受診しました。初診時、患者はイライラしていて家族が説明する病状を否定しました。入院治療が必要と判断されましたが、病識なく入院を拒否しましたので医療保護入院となり

ました。入院後は、私が勧める薬の治療効果と副作用の少なさに関する説明を信用して、薬を飲むことを約束してくれました。次第に病状が安定し、積極的に患者心理教育に参加し、病識を持てるようになりました。患者は入院中の患者心理教育とクライエント・パスを通して、担当スタッフと信頼関係を築くことができました。退院後はしっかり通院し服薬しており、再入院を防ぐためのリカバリー・パスを外来診察の後で、入院中から継続して担当するスタッフと一緒に行っています。患者は担当スタッフを信頼し、日常生活について色々と相談をしながらアドバイスを受けています。

　この症例では、患者がクライエント・パスとリカバリー・パスの利用を通して、家族と主治医以外に信用して相談できる人を持てるようになり、安定して通院できるようになっていることを示しています。このように、家族以外にも信頼できる人を多く持つことが、統合失調症治療の場合、病からの回復にとって大事なことであると言えるでしょう。

症例7　大学在学時に人混みでの緊張を体験して以来、引きこもってしまいました。そのうちに幻聴や被害妄想が出現し、不安が強くなったのでクリニックを受診しました。しかし当時患者は、統合失調症という病気を受け入れられず、薬を飲みませんでした。4年後、再び幻聴や妄想の症状が非常に強くなったため、他のクリニックを受診しました。この時は薬を飲み幻聴が軽減し、人と接することもできるようになりました。しかし患者にはいつも緊張があり、社会参加が十分にできないとの悩みを持ち続けていました。それから3年半後、私の病院に転院してきました。患者は外来から患者心理教育に参加しました。患者心理教育終了後、毎回の診察後に、診療スタッフとリカバリー・パスを使って病状を自己評価しながら、日常生活や社会参加

の方法について相談するようになりました。患者は自分を客観的に観察した結果を基に、私やスタッフや家族と相談しながら無理のない自分の日々の行動計画を練って実行しています。

　患者は今も幻聴や妄想があるのですが、うまくリカバリー・パスを使い、スタッフと相談しながら病気を管理して、回復に向け毎日を頑張っていくことができていると言えます。

症例8　40代、女性。患者は高齢の両親との3人暮らし。今から11年前に「家の中で盗聴・盗撮をされている。外出すると追いかけられる」との被害妄想が出現し、クリニックを受診しました。その後、通院していましたが、通院9年目からは妄想がひどくなり、幻聴も見られるようになりました。同時に家事もできなくなり、身の回りのことも自分一人ではできなくなってしまいました。10年目の5月、クリニックの医師から入院を勧められましたが、患者も家族も入院に対する不安が強く入院を拒否しました。しかし、9月に入り「10年間通院治療しているが良くならない。何もできず会話が成立しない。もう限界だ。先生の治療を受けさせたい」との家族の思いから、私の病院を受診し任意入院となりました。

　初診時、患者は「自分は調子が悪いと思わないが、家族は調子が悪いと言っている。外出すると組織に妨害される。動作が鈍い」と述べ、妄想・自閉・動作緩慢などの症状が見られました。入院治療としては、患者心理教育に参加し、クライエント・パスを利用していくことを説明しました。

　入院後、患者心理教育に参加し、「人と話したり、他人の話を聞いたりしていると幻聴がなくなる。落ち着いている」などと穏やかに述べるようになりました。しかし、10月中旬から「幻聴がある。ほかの患者とうまくいかず不安だ」と訴え始め、再び不安定になってしま

いましたが、翌11月、患者が「家の方が落ち着く」と強く希望し、家族も同意しましたので病状は決して良くなっていませんでしたが退院となりました。入院中のクライエント・パスの症状評価は、初期11/18点（10月）、回復前期9/16点（11月）、回復後期10/14点（11月）と点数が高く良くない状態が続き、患者自身も病状は改善していないと判断していました（各期総合点数〈35〜37点満点〉が7点以下で、治療経過は良好と判断されます。症状項目の満点は14〜18点）。

　退院後はリカバリー・パスを使用するとともに、家族と一緒に規則的に通院していました。病状としては、相変わらず幻聴があり外出もできず、自分ですべき身の回りのことも母親にしてもらっているという状態が続いていました。しかし、入院中に比べ不安は軽減していました。通院中のリカバリー・パスの症状（健康項目）評価は、7/14点（11月）、5/14点（12月）、4/14点（1月）、4/14点（2月）、3/14点（3月）と少しずつ改善の傾向が見られていました。通院中に担当の精神科ソーシャルワーカー（精神保健福祉士）とうまく相談できたことが良かったのでしょう。また、両親も精神科ソーシャルワーカーと話すことにより、患者に対する態度が少しずつ変わり、訪問看護も受けてみようかと考えるようになっていました。

　しかし、両親が体調を崩し入院することになってしまいました。そのため、患者一人では生活できないとの判断から、翌年4月、再入院してもらうことになりました。再入院後、再び患者心理教育に参加し始めました。6月、「幻聴君と妄想さんを語る会」に参加し、「観ていて癒された」と発言しました。翌日の診察では「あのビデオがターニングポイントとなった。これからは自分も変われそうだ」と述べました。さらに「フォーラムS」では、「悩んでいるのは自分ひとりではないと思えた。だから負けちゃいけないと思った。人に甘えないで生き

ていこうと思う」と発言しました。7月中旬の診察では「自分でできることは自分でやれている。今までは自信がなくゆとりもなかった。今回は自分だけじゃないとわかり、エネルギーが出てきた。すっかり落ち着いた。幻聴や妨害もない」と言い、症状からの回復を感じさせる言葉を述べていました。再入院後に行った回復後期のクライエント・パスの症状評価は2/14点（8月）と著しく低いもので、さらに陽性症状や陰性症状も全くないという状態でした。この2点は「外出・外泊ができていない」というものです。8月に入って「幻聴はない。外出を許可してもらって両親の見舞いに行こうと思っている」と述べるなど、穏やかな入院生活を過ごすことができるようになりました。このように、2回目の入院では、病棟での集団生活からくる不安・緊張感は1回目ほど高くはなかったようです。

　この患者の治療経過は、クライエント・パスとリカバリー・パスの症状評価や患者心理教育での発言から次のようにまとめられます。
　家族はこれまでずっと自分たちで患者をなんとか良くしたいと思い、抱え込んでしまっていました。患者も家族に依存してしまっている状況が続いていました。そういうこともあって、第1回目の入院はうまくいかなかったのであろうと思います。しかし、通院中にリカバリー・パスを介して患者は少しづつうまく話せるようになり、家族の治療に対する態度にも変化の兆しが見えてきました。第2回目の入院は、家族の入院という残念なことがきっかけではありましたが、患者は患者心理教育の効果を大きく受け、仲間の存在に気づき、病状の管理法の会得もできたようでした。
　この症例のように、リカバリー・パスを行うことをきっかけとして、患者ばかりでなく家族も医療スタッフとうまく相談できるようになり、治療効果の向上が期待できると言えるでしょう。

表12　クライエント・パス（その1）
クライエント・パスの紹介文と説明文

1．はじめに
　『クライエント・パス』（あなたの歩む回復への道）は、あなたとチーム医療スタッフが協力して心の病からの回復を図っていくための道しるべです。
　あなたの治療目標を一緒に考えることから始め、この道のりのどこに自分がいるのかを確かめながら、あなたの家族と共に回復へ向かって進みましょう。

2．この冊子の使い方
　①3ヵ月以内の退院をひとつの目標としています。
　②入院期間を、初期（入院～3週目まで）、回復前期（4週目～8週目まで）、回復後期（9週目～12週目まで）の3つの期間に分けて治療の段階を考えています。
　③スタッフと相談しながらこの冊子に自分で書き入れていきましょう。
　④疑問に思ったことやわからないことは、いつでもスタッフに聞いて下さい。

◎初期の目標

重い精神症状が軽減し、援助を受けて比較的安定した生活ができる。

初期（入院～3週目まで）				
リハビリ プログラム	□現在のあなたの目標（　/　） [　　　　　　　　　　　　　　　]	評　価		
^	^	週目	週目	週目
^	□入院時カンファレンス（　/　） □看護面接を受けましたか	/	/	/
症状 0：はい 1：まあまあ 2：いいえ	□休息はとれていますか			
^	□幻聴や妄想はありませんか			
^	□興奮したり攻撃的になったりすることはありませんか			
^	□何かに興味を持つことができますか			
^	□不安になることはありませんか			
^	□状況を理解して適切な判断ができますか			
^	□気分が落ち込むことはありませんか			
^	□感情が不安定になることはありませんか			
^	□病気に対する自覚（病識）はありますか			
日常生活動作 0：はい 1：まあまあ 2：いいえ	□身だしなみを整えることができますか			
^	□水分と食事は十分にとれていますか			
^	□トイレを利用することができますか			
^	□入浴することができますか			
^	□十分に眠れていますか			
^	□看護師と一緒に薬を確認して服薬できますか			
サイコソーシャル・ プログラム 0：はい 1：いいえ	□新しい集団精神療法に参加していますか			
^	□幻聴教室に参加していますか			
^	□幻聴君と妄想さんを語る会に参加していますか			
^	□フォーラムSに参加していますか			
コメディカル治療 0：はい 1：いいえ	□コメディカル治療（作業療法・レクリエーション・音楽療法）に参加していますか			
精神保健福祉相談 0：はい 1：いいえ	□自分の入院形態を理解していますか			
^	□入院中の不安や問題を相談できますか			
評　　価	評価合計	/37	/37	/37

図4　クライエント・パス（その2）

◎回復前期の目標

主な精神症状が消え、日課に沿ってまとまりのある生活ができる。

回復前期（4週目〜8週目まで）			
リハビリ プログラム	□現在のあなたの目標（　/　） [　　　　　　　　　　　　　　] □服薬SSTに参加していますか □退院が計画されていますか	評　価	
^	^	週目	週目
^	^	/　/	/　/
症状 0：はい 1：まあまあ 2：いいえ	□幻聴や妄想はありませんか		
^	□興奮したり攻撃的になったりすることはありませんか		
^	□不安になることはありませんか		
^	□状況を理解して適切な判断ができますか		
^	□気分が落ち込むことはありませんか		
^	□感情が不安定になることはありませんか		
^	□病気に対する自覚（病識）はありますか		
^	□外出（外泊）を始めていますか		
日常生活動作 0：はい 1：まあまあ 2：いいえ	□身だしなみを整えていますか		
^	□食事を十分食べていますか		
^	□便秘時には薬の申し出ができますか		
^	□入浴することができますか		
^	□寝つき・目覚めは良いですか		
^	□自分の薬を確認して服薬していますか		
サイコソーシャル・ プログラム 0：はい 1：いいえ	□新しい集団精神療法に参加していますか		
^	□幻聴教室に参加していますか		
^	□幻聴君と妄想さんを語る会に参加していますか		
^	□フォーラムSに参加していますか		
^	□栄養健康教室に参加していますか		
コメディカル治療 0：はい 1：いいえ	□コメディカル治療（作業療法・レクリエーション・音楽療法） に参加していますか		
精神保健福祉相談 0：はい 1：いいえ	□入院中の不安や問題を相談できますか		
^	□困っていることを家族に相談できますか		
評　　価	評価合計	/36	/36

図5　クライエント・パス（その3）

第6章 上手な心理社会療法とは

◎回復後期の目標

病気に対する自覚(病識)、病気かも知れないという感じ(病感)を持ち、退院後の療養生活をイメージできる。自分の問題を家族やスタッフに相談できる。

	回復後期（9週目〜12週目まで）	評	価
リハビリプログラム	□現在のあなたの目標（　/　） ［　　　　　　　　　　　　　］	週目	週目
	□退院時カンファレンス（　/　） □退院前訪問指導（　/　）	/	/
症状 0：はい 1：まあまあ 2：いいえ	□幻聴や妄想とうまく付き合えていますか		
	□不安を感じることはありませんか		
	□気分が落ち込むことはありませんか		
	□うまく仲間と交流できていますか		
	□状況を理解して適切な判断ができますか		
	□病気に対する自覚(病識)はありますか		
	□外出・外泊がうまくできていますか		
日常生活動作 0：はい 1：まあまあ 2：いいえ	□身だしなみを整えていますか		
	□楽しく食事ができますか		
	□毎日排便はありますか		
	□気持ちよく入浴ができますか		
	□熟眠感がありますか		
	□自己管理で服薬ができますか		
サイコソーシャル・プログラム 0：はい 1：いいえ	□新しい集団精神療法に参加していますか		
	□幻聴教室に参加していますか		
	□幻聴君と妄想さんを語る会に参加していますか		
	□フォーラムSに参加していますか		
	□栄養健康教室に参加していますか		
コメディカル治療 0：はい 1：いいえ	□コメディカル治療(作業療法・レクリエーション・音楽療法) 　に参加していますか		
精神保健福祉相談 0：はい 1：いいえ	□退院への不安や問題を相談できますか		
	□退院後の生活環境は整っていますか		
	□保健・福祉サービスの準備はできましたか		
評　　価	評価合計	/35	/35

図6　クライエント・パス（その4）

表13　リカバリー・パス（その１）

1．はじめに
　このリカバリー・パスは、統合失調症に負けずに頑張っているみなさんをサポートするためのコミュニケーション用ツールです。
　目標はリカバリー（病気からの回復）であり、主体的に社会参加できるようになること、QOL（生活の質）の向上であろうと思います。その目標を達成するためには、健康・日常生活・治療の３つがうまく保たれていることが重要です。
　リカバリー・パスでは、患者さんが自ら評価するようになっています。
　退院した後、リカバリーに向かうプロセスをⅠ．再入院防止期、Ⅱ．社会参加初期、Ⅲ．社会参加維持期の３期に分けて、主治医や医療スタッフと相談しながら健康・日常生活・治療の３要素についてチェックし頑張っていきましょう。
　リカバリーに向けて、スタッフの力を借りながら一歩一歩進んでいきましょう。

2．パスの使い方
①回復の道のりを退院後1年間チェックします。
②１年を再入院防止期（３ヵ月）、社会参加初期（３ヵ月）、社会参加維持期（６ヵ月）の３期に分けています。
③あなたの回復を援助してくれるスタッフと相談しながら、あなたが主体的にチェック（評価）して下さい。
④どの期も、健康・日常生活・治療の３要素についての20項目を評価します。各項目につき０点、１点、２点の３段階で評価します。評価点の合計を出しますが、何点で合格ということはありません。評価点の合計が減っていくことが良いと考えましょう。
⑤何度でも書き直せるように、鉛筆で書き入れましょう。

I. 再入院防止期（退院後～3ヵ月）

統合失調症の治療では、再発・再入院を防ぐことが大切です。退院後の3ヵ月間の過ごし方がそのポイントになります。無理することなく、家族・スタッフ・仲間を信頼し、安心して生活できるようにしましょう。健康・日常生活・治療で大事なことを20項目にまとめました。毎回、以下の20項目（40点満点）について3段階（0：はい、1：まあまあ、2：いいえ）で評価しましょう。何点で合格ということはありません。合計点数が減っていくことが良いとします。

	退院後月数	1ヵ月目	2ヵ月目	3ヵ月目
	評価日	/ / / /	/ / / /	/ / / /
健康	幻聴や妄想とうまく付き合えていますか			
	不安を感じることはありませんか			
	気分が落ち込むことはありませんか			
	人（家族や仲間）とうまく交流できていますか			
	外出していますか			
	状況を理解して適切な判断ができていますか			
	病気に対する自覚（病識）はありますか			
日常生活	日課を作ってリズムよく生活できていますか			
	趣味を持って楽しめていますか			
	身だしなみを整えていますか			
	楽しく食事ができますか			
	やせすぎたり、太りすぎたりしていませんか			
	気持ちよく毎日排便はありますか			
	うまく入浴できてますか			
	睡眠は十分にとれていますか			
治療	うまく通院・通所できていますか			
	きちんと服薬できていますか			
	薬に不安はありませんか			
	薬の副作用はありませんか			
	主治医やスタッフとうまく相談できていますか			
	評価合計	/40 /40 /40 /40	/40 /40 /40 /40	/40 /40 /40 /40

図7　リカバリー・パス（その2）

II. 社会参加初期（4ヵ月〜6ヵ月）

あなたが、退院後の3ヵ月間を再入院せずに頑張ってきたことに敬意を表します。これからは社会参加に向けての足固めです。家族やスタッフと相談しながらゆっくり進みましょう。

毎回、以下の20項目（40点満点）について3段階（0：はい、1：まあまあ、2：いいえ）で評価しましょう。何点で合格ということはありません。合計点数が減っていくことが良いとします。

		退院後月数	4ヵ月目	5ヵ月目	6ヵ月目
		評価日	/ / / /	/ / / /	/ / / /
健康	幻聴や妄想とうまく付き合えていますか				
	不安を感じることはありませんか				
	気分が落ち込むことはありませんか				
	人（家族や仲間）とうまく交流できていますか				
	外出していますか				
	状況を理解して適切な判断ができていますか				
	病気に対する自覚（病識）はありますか				
日常生活	日課を作ってリズムよく生活できていますか				
	趣味を持って楽しめていますか				
	身だしなみを整えていますか				
	楽しく食事ができますか				
	やせすぎたり、太りすぎたりしていませんか				
	気持ちよく毎日排便はありますか				
	うまく入浴できてますか				
	睡眠は十分にとれていますか				
治療	うまく通院・通所できていますか				
	きちんと服薬できていますか				
	薬に不安はありませんか				
	薬の副作用はありませんか				
	主治医やスタッフとうまく相談できていますか				
		評価合計	/40 /40 /40 /40	/40 /40 /40 /40	/40 /40 /40 /40

図8　リカバリー・パス（その3）

Ⅲ．社会参加維持期（7ヵ月～12ヵ月）

家族やスタッフと相談しながら社会参加を続けていきましょう。少しずつ社会参加度を高められたら良しとしましょう。つらいときは無理することなく、いつでも一歩後退して休みましょう。

毎回、以下の0項目（40点満点）について3段階（0：はい、1：まあまあ、2：いいえ）で評価しましょう。何点で合格ということはありません。合計点数が減っていくことが良いとします。

		退院後月数	7ヵ月目	8ヵ月目	9ヵ月目
		評価日	/ / / /	/ / / /	/ / / /
健康	幻聴や妄想とうまく付き合えていますか				
	不安を感じることはありませんか				
	気分が落ち込むことはありませんか				
	人（家族や仲間）とうまく交流できていますか				
	外出していますか				
	状況を理解して適切な判断ができていますか				
	病気に対する自覚（病識）はありますか				
日常生活	日課を作ってリズムよく生活できていますか				
	趣味を持って楽しめていますか				
	身だしなみを整えていますか				
	楽しく食事ができますか				
	やせすぎたり、太りすぎたりしていませんか				
	気持ちよく毎日排便はありますか				
	うまく入浴できてますか				
	睡眠は十分にとれていますか				
治療	うまく通院・通所できていますか				
	きちんと服薬できていますか				
	薬に不安はありませんか				
	薬の副作用はありませんか				
	主治医やスタッフとうまく相談できていますか				
		評価合計	/40 /40 /40 /40	/40 /40 /40 /40	/40 /40 /40 /40

図9　リカバリー・パス（その4）
（図では9か月目までのみを表示。10ヵ月目以降も同様に継続）

クライエント・パスとリカバリー・パスの要点をまとめますと表14のようになります。精神科においては各病院の特徴もあるでしょうからクライエント・パスとリカバリー・パスそのものを使わなくてもよいのですが、クライエント・パスやリカバリー・パスと同様な観点で作成したパスを心理社会療法の1つとして使っていくことが、新しい統合失調症治療にとって必要なことであろうと思います。

3）急性期入院治療法としての患者心理教育

　私は急性期の入院治療法としての患者心理教育に、入院後できるだけ早く参加させるようにしています。教育開始直後から効果が見られる患者が多いのですが、急性期ですので当然、患者が落ち着かなくなったり注意散漫であったりして、初めのうちは教育効果が十分ではないのではと思えるようなこともあります。しかし、そのような場合でも教育プログラムが進んでいくにつれて、患者の様子が変わり、治療効果が現れてきていることが感じられるようになります。

表14　クライエント・パスとリカバリー・パス

- 心理社会療法の1つである。
- クライエント・パスとリカバリー・パスは、クリニカルパスとは180°異なり、患者が評価の主役になっている。
- 患者自身が自分の治療経過を診療スタッフと相談しながら評価する。
- クライエント・パスは急性期入院治療のツールとして、リカバリー・パスは急性期入院治療を終えた通院治療のツールとして実施する。
- クライエント・パスとリカバリー・パスは、シェアード・ディシジョン・メイキングの表現の1つとしてふさわしい。
- 統合失調症治療では安定期の治療が最も重要となるので、リカバリー・パスを外来受診時や訪問看護時に活用していくとよい。

2．集団患者心理教育と集団家族心理教育

1）集団の治療効果

　私は心理社会療法として、集団患者心理教育と集団家族心理教育を用いています。その理由は次の通りです。心理教育には患者個人を対象とした患者心理教育や一家族を対象とした家族心理教育があり、それぞれ治療的効果があることは事実ですが、私は、患者や家族の集団を対象とした患者心理教育や家族心理教育の方が効果をあげやすいと考えています。心理教育では集団の力（患者も家族も他の患者や家族と触れ合って『自分だけじゃない』と知ることができ『自分も頑張ろう』と思える）や、ピアサポート（患者は他の回復しつつある患者の言葉を聴いて腑に落ちる体験をしてこそ病識を持てるようになる）、真似ること（患者・家族がうまくできている他の患者や家族の方法を真似ること）を治療に利用することで、より一層効果をあげることができると考えています。

　私は主治医が私であるか否かにかかわらず、入院患者と外来患者（通院先が当院か他院かを問わず）を混ぜた集団を対象にして患者心理教育（6回1クール、毎週1回、1時間/回。参加患者数は10～20人/回。担当者は毎回、医師1人、看護師2人、精神保健福祉士1人の4人で、1回〈「第5回の栄養健康教室」〉だけは栄養士1人、作業療法士1人を含めた6人）を行い、同様に入院患者の家族と外来患者の家族（医療につながっていない患者の家族を含む）を混ぜた集団を対象にして家族心理教育（8回1クール、毎週1回、1.5時間/回。参加家族数は30～40人/回。担当者は毎回、医師1人、看護師2人、精神保健福祉士1人の4人）を行っています。このように、私は心理教育を患者と家族にそれぞれの仲間ができるように別々に行っていま

表15 統合失調症治療で患者と家族にとって大事なことの対比表

患　　者	家　　族
この病気にかかっているのは<u>自分だけではない</u>ことを理解しよう	この病気をもつ患者のことで悩んでいるのは<u>自分だけではない</u>ことを知ろう
<u>集団の患者心理教育に参加して病気を受け入れよう</u>	<u>集団の家族心理教育に参加して病気を受け入れよう</u>
<u>うまく病気を管理できている患者の真似をしよう</u>	<u>うまく患者をサポートできている家族の真似</u>をしよう
<u>症状への対処法を学び身につけよう</u>	患者の症状への対処法を理解し支持しよう
病気についての知識を得よう	病気についての知識を得よう
薬や日常生活などについて、家族、医師、スタッフとうまく<u>相談</u>しよう	患者が、薬や日常生活などについて、家族、医師、スタッフとうまく<u>相談できるよう</u>サポートしていこう
病識と服薬アドヒアランスを維持し、レジリエンスを高めよう	患者と付き合う家族の良い態度（lowEE、愛の距離、受容と共感）を維持しよう（患者を褒めよう。患者さんとうまく相談〈問題解決法〉したうえでサポートしよう）

※両者がよく似ていることを理解して下さい。

すが、2つの心理教育で伝えたい内容は、患者と家族で異なるのではなく、実はほぼ同じです。その理由は、患者と家族が統合失調症という病気をよく知り理解し、絶望することなく焦ることなく諦めることなく希望を持って、患者と家族の二人三脚で回復に向けて頑張っていこうとすることが、治療上、大切なことだからです（表15）。

2）患者心理教育の実際

　　私は2001年から統合失調症治療に患者心理教育を導入し、急性期入院治療の重要な要素の一つとして位置づけています。現在は、患者心理教育のプログラムを「統合失調症に負けないぞ教室」としてまとめ、教育入院での柱としています。教育入院では、薬物療法を始めた後、ほぼ同時に患者心理教育を開始します。

第6章　上手な心理社会療法とは

　患者心理教育は5つのプログラムから成り、すべて集団療法です。5つのプログラムとは、「幻聴君と妄想さんを語る会」、「幻聴教室」、「新しい集団精神療法」、「栄養健康教室」、「フォーラムS」です。患者心理教育のコンセプトは、「薬を使って治そうとしてくれている医師が心理社会療法をやっていて、統合失調症は良くなるから皆で勉強し理解しようと回復への指導をしてくれるのだ、と患者に安心して信頼してもらい、患者に病識を獲得して回復への技術を身につけてもらおう」というものです。「統合失調症に負けないぞ教室」の全体を通して、決して"教えてやろう、わかりなさい"というような態度ではなく、"みんなで学び理解することを支えていこう"という態度を維持しています。
　患者心理教育には、色々な患者が参加します。たとえば、昨日入院したばかりの患者や明日退院予定となっている患者、教育入院の患者や一般入院の患者、急性期の患者や慢性期の患者、任意入院した患者や医療保護入院した患者、通院患者が参加していますので、教師となる患者も反面教師となる患者もいます。
　そのような治療プログラムと治療環境の中で、始めは無言で疎通がとれず病識のなかった患者が、病識を持ち、自分の意見を言い、回復に向けて患者間で仲間になることの大切さを認めるようになります。
　「統合失調症に負けないぞ教室」は、「幻聴君と妄想さんを語る会」から始まります。「ビデオを見ましょう。意見を聴きます」で始めるのです。「統合失調症だけど大丈夫」と患者の心に訴えかけます。
　以下に、「統合失調症に負けないぞ教室」プログラムについて実施する順に説明したいと思います。

（1）幻聴君と妄想さんを語る会
　ピアサポート的要素があるビデオ利用型認知集団精神療法です。私

が最も重視している患者心理教育です。認知行動療法として行っています。「統合失調症に負けないぞ教室」では、「幻聴君と妄想さんを語る会」は2回実施します。1回1時間のセッションで、ビデオを上映するスクリーンをコの字形に囲むように机を並べ、机の周りに10〜20人の参加患者に座ってもらいます。そして各患者の前には患者の名前を書いたネームプレートを置きます。このように参加患者の名前がお互いにわかるようにしていますのは、名前がわかると私が患者に感想を求めやすいというメリットもありますが、実は参加患者に堂々と出席してもらって名前がわかった方が、患者の仲間としての親近感が湧き、集団としての凝集性が高まると考えているからです。

　この会では、患者が同じ病気の仲間の集まりの中で病気について語り合うということが主目的です。1回のセッションでは、前半の30分で自らの体験（病状）と対処法について語り合っている患者達のビデオ（2種類あります；テーマは幻聴、妄想、自閉、暴力、回復）を観て、後半の30分で参加患者がビデオについての自分の意見や感想を自由に出し話し合います。まれに、急性期で落ち着かず途中退席を希望する患者が出てきますが、その場合には止めることはなく退席を許可しています。また、身を乗り出すようにして観ている患者がほとんどですが、中には自分には関係ないとふてくされたような態度を取る患者がいたりもします。しかし、そのような患者でも何度か参加しているうちに病気を認め、素直な感想を述べるようになりますので大丈夫です。ですから、参加をしぶる患者に対しては、根気よく参加を勧めるようにしています。スタッフとしては、医師（私）、看護師、精神保健福祉士が参加しています。

　毎回患者のフリートークを始める前に、私が参加者の一人として最初にビデオの感想を述べていますが、私は、まず、医師としてよりも人としての率直な感想を参加患者に心から伝えるようにしています。

77

しかし、認知行動療法として行っていますので、同時に医師として症状を体験として捉え、体験ならば対処の仕方を変えることによって、体験（症状）は変わり得るという認知行動療法的なことも患者に理解してもらえるように話をしています。この私の話の後、参加患者全員に感想・意見を述べてもらうようにしていますが、喋りっ放しを原則としていて、内容によって患者の発言を制止することはなく、全く自由に患者に発言してもらっています。ビデオの中の患者と会に参加している患者を含めて、一人ひとりの患者は統合失調症という病気の様々な段階にいますので、参加患者は様々な段階での意見を聞くことができます。

　そして、次のようなことを発言する参加患者が多いことに気づきます。「ビデオの中の人に自分は似ている。あの人が統合失調症と言うのなら、自分も統合失調症かもしれない。自分も頑張ってあの人のように元気になりたい」と。このように「幻聴君と妄想さんを語る会」は、非常に効果的な"患者自らが主体の治療の場"となっています。ビデオの中で生き生きと苦悩と体験を話す同じ病気の患者の心が、感情レベルでの"自然な病名告知"となって参加患者の心に容易に染み込んでいき、理性を介した「あなたの病気は統合失調症です。薬を飲むことが大事です」というような医師の言葉より、ずっと治療的効果を持つのです。そして、患者が自身の幻聴や妄想を「自分だけの特異な現実体験」から「病気の人なら誰にでもある症状としての体験」へと認識を変えることによって、病識を獲得し、疾患理解を深め、症状対処法を身につけることができるのです。

　ビデオの中の患者の回復する姿に主体的に接した経験は、患者自身の統合失調症治療過程での転機になった体験として、しっかりと患者に記憶され維持されます。入院中に患者心理教育（「統合失調症に負けないぞ教室〈幻聴君と妄想さんを語る会〉」）に参加した患者の５年

非再入院率(退院後 5 年間、通院中断も再入院もしない患者の割合)は、不参加患者の約 2 倍となっていて、明らかに予後が良くなっており、統合失調症の急性期治療として有効であることがわかります[21)、27)、29)]（図10）。

(2) 幻聴教室

幻聴とは何か（医学的にではなく体験的に）や、幻聴にはどう対処すればよいのか（認知行動療法的に）について冊子を用いて勉強をしています。幻聴教室ノートを作り、幻聴への対処法をまとめます。1

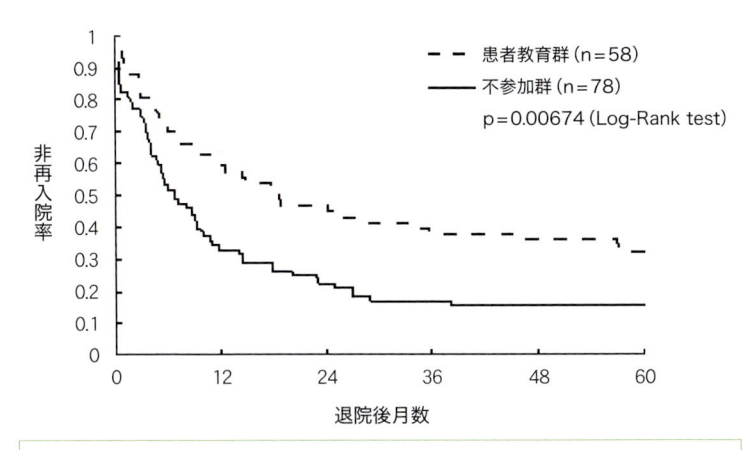

不参加群(入院中に患者もその家族も心理教育に参加しなかった患者群)と、患者教育群(入院中、患者は患者心理教育に参加したが、その家族は家族心理教育に参加しなかった患者群)との比較。

※不参加群の 5 年非再入院率は16.7％であったのに対し、患者教育群の 5 年非再入院率は32.8％と約 2 倍で、明らかな有意差があった。

図10　5 年非再入院率（Ⅰ）（文献29より引用）

回1時間のセッションで、1回につき約10〜20人の統合失調症患者が参加しています。この会では、薬だけで幻聴を減らしなくそうとするのは間違いであり、薬を飲みつつ自分なりの幻聴への具体的な対処法を身につけ、うまく活用することで幻聴に囚われないようにし、幻聴が減っていくのを待つようにするべきであるということをわかってもらうようにしています。その対処法とは「2段階法」です。幻聴に対して、第1段階で「無視し聞き流す（関わらない、相手にしない）」、第2段階で「他へ注意を向け、そこへ集中する」という方法です。

　人は、身体上で、ある現象や症状が生じるとそれが気になってきます。気になると一層現象や症状が強くなります。そしてより一層気になってくることになります。精神交互作用です。幻聴や妄想が生じている場合もこの精神交互作用が生じていますから、この精神交互作用を断ち切らなければ、心は幻聴や妄想に過度に囚われてしまい、悪循環から泥沼状態になってしまいます。精神交互作用を断ち切るには、この「2段階法」が有効です。

　セッション中では、幻聴には色々なタイプ（周りに人がいないのに声が聞こえるタイプ、人とすれ違いざまに声が聞こえるタイプ、他の音に乗って声が聞こえるタイプなど）があることや、色々な内容の幻聴があることを説明しますが、同時に参加患者全員に、自分の幻聴体験はどのタイプなのか、どのような内容なのかを話してもらえるように工夫しています。また、どのタイプの幻聴の人が何人いるのかを挙手により調べたりもします。すると、この会においても「幻聴があるのは自分だけではない。自分と同じタイプの幻聴体験をしている人がたくさんいるのだとわかりホッとした」という感想を述べる患者が出てきます。このことは、幻聴教室が認知行動療法としての治療効果だけでなく、「幻聴君と妄想さんを語る会」と同様に、患者が集団の中

で自らを語り合う場であることによる治療効果をも持っていることを示しています。

　幻聴への対処法を皆で話し合い、患者自身の対処法を「幻聴教室ノート」にまとめるように指導もしています。

　また、幻聴教室は妄想教室と読み替えることができるので、妄想への対処法も同じであるということも同時に伝えています。妄想に対しては、第1段階で「考えをストップする」、第2段階で「他へ注意を向け、そこへ集中する」という方法です。要するに、幻聴でも妄想でも対処法は同じです。

（3）新しい集団精神療法

　「新しい集団精神療法」の"新しい"というのは、インフォームド・コンセントであり、患者に統合失調症についての正しい知識を知ってもらったうえで治療を受けられるようになってもらうための治療法という意味合いがあります。「集団精神療法」というのは、みんなで言葉を使って勉強していこうということを意味しています。1回1時間のセッションで、1回につき10〜20人の統合失調症患者が参加しています。前半の30分は、スライドで統合失調症について（脳の疾患、ドーパミン仮説、抗精神病薬の効果、EPSなどの薬の副作用、回復とリハビリなど）勉強し、後半の30分は、「治療の栞」（症状、薬とリハビリ、回復で大事なことなどをコンパクトにまとめたもの）で復習し、「治療戦略ノート」（「病気を知り、薬を飲みながら上手く病状管理をして、仲間と一緒に目標と希望を持って回復していこう」ということ〈治療戦略〉を自分で書き込み完成できるようになっているプリント）を作成した後、患者が勉強したことについて質問したり感想を述べたりする時間としています。内容は難しいのですが、このプログラムが一番良かったという感想を述べる患者もいます。「治療戦略

ノート」を何部かコピーして、自分の部屋の壁や家のトイレに貼り、または、ズボンのポケットに入れて、いつも眺めている患者もいます。前半30分の統合失調症について学ぶ部分が、一般精神科病院で行っている心理教育に相当するところだろうと思いますが、これだけでは教育効果をあげるには不十分で、患者の治療に対する主体的な関わりが重要であることを気づかせる工夫が必要です。そのために「治療の栞」と「治療戦略ノート」で患者の回復へ向かう意欲を引き出させ、回復するための方法を覚えてもらうようにしています。この部分が大事だろうと思います。

（4）栄養健康教室

1回1時間のセッションです。前半30分は栄養について、後半の30分は運動についてスライドで勉強します。1回につき約10～20人の統合失調症患者が参加しています。患者には、肥満になると仕事の能率が落ちたり外出したくなくなったりするように、心と体は連動していることをわかってもらい、現在、心の病気で治療しているが心の器である体にも注意を払う必要があることを理解してもらうようにしています。統合失調症患者は統合失調症という病気そのものから、また薬の副作用も手伝って、どうしても肥満傾向になりやすいものです。BMI（Body Mass Index）、カロリー、栄養バランス、有酸素運動、日常運動、肥満の身体合併症などについて学びながら、肥満を避けるためにはどうしたらよいのかを理解してもらうようにしています。肥満を気にしている患者が、このプログラムが良かったと言ってくれます。

（5）フォーラムS

1回1時間のフリートークのセッションで、統合失調症の症状と生活について話し合っています。やはり、1回につき約10～20人の

統合失調症患者が参加しています。ここで「フォーラムS」の名前についてお話ししましょう。「フォーラム」で、ミーティング、話し合いを意味させ、「S」でローマ字表記のSから始まる症状と生活を意味させるようにして、フォーラムSと名付けました。毎回、参加患者の中からその日の話し合いのテーマを提案してもらい、1時間、皆で話し合います。ですから何についての話になるのかは全く事前にはわかりませんが、その分、患者のホットな関心事に沿った生の話し合いができます。テーマとしては、「幻聴について」「服薬について」「生活のリズムについて」「将来の目標と不安について」「社会復帰について」「家族関係について」「再発予防について」など多岐にわたっています。

「フォーラムS」に参加した患者は、同じ病気の人と話ができて良かったと評価することが多いようです。診察時には病状を否定していた患者が、「フォーラムS」で初めて自分の詳しい病歴を語ったということもあります。「フォーラムS」は、入院急性期や通院の統合失調症患者が多くを占めるグループでの話し合いとなりますので、1時間のセッションの維持は大変だろうと思われるかもしれませんが、そのようなことはなく、治療価値の大きなプログラムだと言えます。

3．家族心理教育の実際

1）家族心理教育の必要性の理解

家族心理教育の必要性についての説明をするために、まず、糖尿病の治療に触れてみたいと思います。慢性の身体疾患である糖尿病の治療では、インスリンなどによる薬物療法だけでは不十分で、患者と家族の積極的な治療への参加が不可欠とされています。糖尿病について勉強する教室に患者と一緒に家族が参加して、家族も疾患を理解し、

薬物療法だけでなく食事療法や運動療法について学び、家族が患者の治療をサポートできるようになることが、患者が長期間、糖尿病治療を行っていく上で重要なこととなっています。さて、統合失調症も糖尿病と同様に慢性疾患です。すると、統合失調症治療においても、家族による患者のサポート態勢の良し悪しが治療の行く末に大きく影響するであろうことは容易に考えられるだろうと思います。

私は1998年から統合失調症治療に家族心理教育を導入し、現在は急性期入院治療、特に教育入院の重要なプログラムの一つとして家族心理教育を位置づけて実施しています。患者が患者心理教育に参加し始めるのとほぼ同時に、家族が家族心理教育に参加し始めるように指導しています。

家族心理教育は、集団療法の「家族教室」と「家族会」の2つから成ります。入院中に患者が患者心理教育（「統合失調症に負けないぞ教室〈幻聴君と妄想さんを語る会〉」）に参加し、その患者の家族が同時に家族心理教育（「家族教室」）に参加すると、その患者の5年非再入院率は、不参加患者の約3倍となって明らかに予後が良くなります。このことから、家族心理教育が統合失調症の急性期治療として有効であることがわかります[21), 27), 29)]（図11）。

また、私は、家族心理教育をオープン（私の病院で患者が治療しているか否かに関わらず希望する統合失調症患者を持つ家族はすべて参加可としている）に行っておりますので、医療機関のどこにもかからず未治療のままでいる患者の家族が、家族教室と家族会に参加することをきっかけにして、患者が私の病院を受診し、自らの意思で任意入院し、治療が開始できるようになる例もあります。このような例を具体的に紹介しますと症例9のような例があります。症例9は、家族教室への参加が、今まで治療に向けて行動できなかった家族をエンパワメントし、その家族が熱意を持って患者に治療を受けようと説明説得

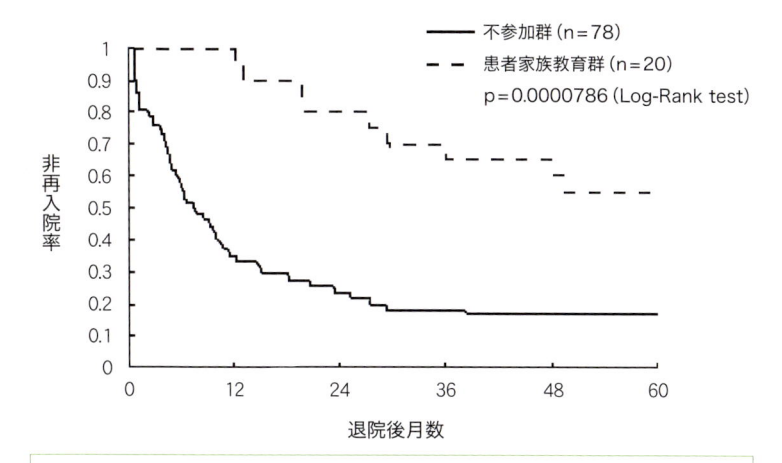

```
                                    ── 不参加群(n=78)
  1                                 ---- 患者家族教育群(n=20)
0.9                                 p=0.0000786 (Log-Rank test)
0.8
0.7
非
再 0.6
入 0.5
院
率 0.4
0.3
0.2
0.1
  0
    0      12      24      36      48      60
                    退院後月数
```

> 不参加群と患者家族教育群（入院中に患者が患者心理教育に、その家族が家族心理教育に参加した患者群）との比較。
>
> ※不参加群の5年非再入院率は16.7％であったのに対し、患者家族教育群の5年非再入院率は55.0％と約3倍で、明らかな有意差があった。

図11　5年非再入院率（Ⅱ）（文献29より引用）

できるようになった結果、患者が納得して治療を受けるようになれたという例です。

このようなことからも、家族心理教育が統合失調症治療で大切だということがおわかりいただけるだろうかと思います。

症例9　20代、男性。患者はまったく未治療のまま引きこもっていて、男性なのですが、頭髪は本人の腰の高さまで伸びているという状況になっていました。父親が私の家族教室に参加し、終了後は、エンドレスの勉強会である家族会にも参加していました。ある家族会

で、「自分の息子(患者)は引きこもっていてどうしようもない。以前、病院に行こうと誘ったら、息子は拒否し嘔吐を繰り返したので、それ以来、病院の話はできないでいる。どうしたらよいのだろうか」と発言しました。私は、「家族が自分(患者)を理解しようと家族教室に長期間参加していることを患者はありがたいと思うものです。患者と話す機会があれば、家族として心配していること、家族教室に出て勉強していることを伝え、『家族教室で習ったことだけれども、治療は薬だけじゃないようだ。辛いことがあるのなら、家族教室でお世話になっている先生のところで聴いてもらおう』と話してみて下さい」と答えました。それからしばらく経って、患者が父親に連れられて私の病院を受診しました。診察時、私は患者に、「統合」「失調」「症」であると病名告知し、教育入院を勧めました。患者は教育入院をすると決め、納得して入院しました。入院時、頭髪を短くしてきた患者は、「ここへ来るのに髪の毛をバッサリと切ってきました。入院できて治療を受けられることになり、父に感謝したい」と決意が見てとれる言い方で述べました。

以下に「家族教室」と「家族会」の具体的な要領について順に説明をしましょう。

2)家族教室

患者の入院・通院を問わず、また、当院の患者か否かを問わず、約30～40人の統合失調症患者を持つ家族が参加するセミ・クローズドグループのセッション(自由申込制で、どの回から参加し始めてもよいのですが、8回全部に出席することを参加の条件としています)として、1年を通して繰り返し開催しています。1回1時間30分、8回1クール(月に2回)で行っています。その8回は、「スライドを利用した統合失調症に関する知識の獲得(全6回);統合失調症の疾

患の理解・治療法・家族の役割などについて学ぶ」、「幻覚の擬似体験（1回）」、「鎮静の疑似体験（1回）」の3つのテーマに関した勉強と家族間交流とから成っています。教育入院の場合は、家族には家族教室に参加することを義務づけています。その理由は、患者だけが心理教育に出るだけでは、統合失調症からの回復には不十分で、家族も同時に心理教育に出ることが回復を助けると言えるからです（図11）。

　家族教室は、家族のEE（Expressed Emotion；家族の患者に対する感情表出；家族のEEが高い〈highEE〉と再発再燃が多い）を有意に低下させる（highEEの家族はlowEEに、lowEEの家族はもっとlowEEになる）ことができます[15)、23)]。データで詳しく説明しましょう。2004年に、家族教室に参加した22人の家族を対象として、Family Attitude Scaleという評価尺度（120点満点で50点以上がhighEE）でEEを調べたところ、開始前はhighEEが9人いて平均42.8点であったものが、終了時にはhighEEが1人（わずかに50点より点数が高くhighEEとなった家族で、教室前後でEEは不変であったと言える）になり、平均32.6点に下がっていました。

　ここで大事なことは、highEEの家族だけに家族教室に出てもらいlowEEになってもらえばよく、lowEEの家族は出る必要がないということではないということです。家族のEEを下げることは家族心理教育では大事なことですが、それと同等に、highEEの家族にもlowEEの家族にもみんなに参加してもらい、家族の仲間を作ってもらうことが集団家族心理教育で重要なことなのです。家族も患者と同様に仲間と一緒に病からの回復に向けて頑張っていくことが、家族の患者へのサポートをうまく続けていくコツだろうと思いますし、家族がその仲間と相談や情報交換をして助けられたり仲間の真似をしたりすることも、患者のサポートには有効なことだろうと思います。したがって、家族が仲間を作れるように集団で家族教室（家族心理教育）

第6章　上手な心理社会療法とは

を行うことが大切なのです。

　また、家族教室に参加するという家族の前向きな姿勢を患者が知ることによって、患者の安堵感や家族への信頼感が増し、患者の受療態度を改善させる効果がありますので、このような面からも家族教室（家族心理教育）は大切だと言えます。

　症例を見てみましょう。

症例10　30代、女性。患者は、不安を訴えてカウンセリングセンターに通っていました。その後、不眠・食欲不振でクリニックに通院し始めましたが、「人の言うことがよくわからない」と訴えたり、興奮して暴力を振るったりするようになったため入院となりました。退院した後は通院していましたが、1年後、薬を飲まず不眠で緘黙になったり、興奮し物を投げたり母親を蹴飛ばしたりと情動不安定になったので再入院しました。入院後、約2年が経過したころ、病状不安定で薬も大量となっていました。主治医交代で、私が主治医になりました。私は患者に統合失調症の病名告知をし、薬を減らすことを伝え、患者心理教育への参加を促しました（前主治医は病名告知をせず、患者心理教育には参加させていませんでした）。患者は患者心理教育で、病気であるのは自分だけではない、自分も社会に参加できるのだと感じ取り、退院の希望を持てるようになりました。また、幻聴や妄想への対処法を学習して、幻聴に支配され情動不安定になるようなことがなくなりました。薬も減らすことができました。一方、患者の両親は、初めは批判的なhighEE家族でしたが、家族心理教育に参加するようになり、その結果、家庭の様子が変わりました。両親は家族教室で、「最近は勉強をして娘（患者）も家族も賢くなったと思う。家族は勉強したおかげで上手に娘（患者）に接することができているようだ」、「（患者は）波があっても何とかやれている。この状況が続くと

よい」と述べたりするなど、明らかに lowEE 家族となっていました。そこから患者は安心と両親への信頼が増し、診察で「家で安心できている。家族の雰囲気が変わってきたので楽だ。(自分のことを家族に)わかってもらえるようになっていると思う」と述べるようになりました。最近、両親は、患者の調子の悪い時があるのは仕方がないことなのだと、ゆったり構える(lowEE の現れ)ことができているようです。

症例11 　30代、女性。高校3年時に発症しました。思考障害・情緒不安定の症状が見られ、クリニックを受診しました。10年間通院していましたが、「家族を殺したくなるほど怒りが湧いてくる」と言い、落ち着かなくなったため、ある精神科病院に5ヵ月間入院しました。退院後、私の診察を求め、私の病院に転院してきました。初診時、患者は、思考障害、体感幻覚、被害妄想、臥床傾向、昼夜逆転、衝動性・破壊性の亢進が見られ、家族を責める発言を繰り返してイライラしていました。その後もしばらくは、昼夜逆転、外出困難、被害妄想の訴えは続いていましたが、患者は私のところに2年間継続して通院できています。そして、両親も月1回の家族会に休むことなく参加し、統合失調症の勉強をしています。患者は次第に落ち着き、診察時に「体感幻覚はない。昼夜逆転は直っている。集中力が高まってきた」と病状が改善してきたことを話すようになりました。さらに、「(家族会に参加して)両親が変わってきた。父が真剣に聴いてくれるのがよい。父と散歩をしている。母も頑張ってくれている。母の夕飯の手伝いをしている」と、家族の変化(lowEE になっている)についても落ち着いて話ができるようになりました。以前あったような両親に対し被害的になったり責めたりする内容の発言は減ってきました。このように患者の家庭環境が変わることもストレス軽減と病状の改善につながります。

3）家 族 会

　家族会は、家族教室に8回すべて参加した家族に集まってもらい、月1回開催する1時間30分のセッションで、エンドレスの家族の統合失調症勉強会です。1回につき20～90人（東京・八王子市〈2009年6月～2012年2月〉では、20～30人、愛知・名古屋市〈2001年4月～2012年3月〉では50～60人の参加でしたが、最近〈2012年4月～2014年6月〉の愛知・稲沢市では80～90人が参加していました）が参加しています（2014年9月からは新潟県長岡市で行っています）。毎回、はじめの1時間は、私が用意した教材で解説しつつ統合失調症について勉強し、後半の30分は家族間交流をしています。家族教室に参加した後、家族会に継続して参加することが非再入院率を高く維持するのに重要です。これは次のデータから明らかです。2年非再入院率は、家族教室に参加しただけの家族の患者では69.2％でしたが、家族教室に参加した後、継続して2年間家族会に参加した家族の患者では81.3％と高いものでした。家族は、家族心理教育にできる限り継続して、できるだけエンドレスに参加し続けることが重要だと言えるでしょう（表16）。ちなみに、私の家族会に継続参加している人の最長参加期間は、家族会始まって以来参加している方の13年間です。医師はこのように継続して勉強でき、仲間と交流できる場を家族に提供していけるように工夫することが大切です。

表16　心理社会療法について

- 心理社会療法としては、クライエント・パス、リカバリー・パス、集団患者心理教育、集団家族心理教育が有効である。
- 心理教育では集団の力やピアサポート、真似ることを治療に利用することが効果的である。
- 家族心理教育はエンドレスに行っていくことが必要である。

第 7 章

シェアード・
ディシジョン・メイキング

1．統合失調症治療モデルの「教育－対処－相談モデル」

　統合失調症は根治薬のない慢性疾患ですので、患者が病識を持って病気を管理して、医療スタッフなどと相談しながら自分らしく生きていけるように指導していくことが統合失調症治療だと言えます。私は統合失調症治療モデルとして「教育－対処－相談モデル」を2010年から提唱しています。統合失調症のモデルとしては、「ストレス－脆弱性－対処モデル」（発症しやすさを持って生まれた人が大きなストレスに遭遇して、それにうまく対処できないと統合失調症を発症するという考え方）が知られていますが、これは統合失調症の発症機転の理解については有用ですが、統合失調症をどう治療するのかという臨床の理解には役に立ちません。私の「教育－対処－相談モデル」は、「統合失調症の患者が、認知療法である集団精神療法としての患者心理教育に参加することにより病識を持てるようになる。病識を持った患者は、統合失調症という病気を理解し受け入れ、病気なのは自分だけではなく、仲間と一緒に回復に向かうことができると気づき、幻聴や妄想などの症状に対処する技術を身につけ、うまく対応できるようになる。すると、患者のレジリエンス（抗病力、回復力、自然治癒力、生きる力）が高まり、患者は自信を持てるようになり、病状が安定し、周りの家族や患者の仲間や医師、医療・行政・福祉スタッフにうまく病気の管理や生活の仕方について相談できるようになるだろう。患者がうまく相談し続けられていることが回復しているということであり、相談しながら患者は、就労を含めた自立に向かって歩むことができるようになると思われる。そうなれば、患者と家族が抱きやすい、いわゆる親亡き後の不安もなくなるであろう」という治療思想で、統合失調症の臨床の理解に有用であろうと思います。

2．シェアード・ディシジョン・メイキングの1つである「教育－対処－相談モデル」

「教育－対処－相談モデル」は、患者が統合失調症についての正しい情報を得て、医師を始めとする医療スタッフと相談しながら治療を進めていくことが、病からの回復のために大切だという意味を含んでいます。これは、医師と患者が情報を共有して相談しながら治療法を選択したり、使用する薬剤を決定したりするというシェアード・ディシジョン・メイキング（shared decision making：SDM）そのものです。急性期治療から慢性期治療に至るまで常に患者が治療の主役になって、そのつど、医師や医療スタッフに相談し判断し決定していくことが統合失調症治療において大切なことです。シェアード・ディシジョン・メイキングと言うと、一般的には急性期治療での特殊なことのように思われ、統合失調症では難しい手法だと考えられています。しかし慢性疾患では、患者が治療に受け身的態度ではなく積極的に参加し、治療に使用する薬の選択だけに限らず、薬の使い方の選択から社会参加の方法の選択まで医師や医療スタッフとシェアード・ディシジョン・メイキングの手法で相談しながら決定できるようになることは、治療を継続していくことで大事なことだと思います。

3．シェアード・ディシジョン・メイキングの例

安定期におけるシェアード・ディシジョン・メイキングの実例を症例で見ていきましょう。

症例12　30代、男性。患者は、高校3年時に幻視・妄想で発

症。6年後、幻聴で独語著しく行動がまとまらなくなったため、私の勤務する病院に医療保護入院しました。リスペリドン単剤で行った入院治療中、入院初日に服薬を拒否したため十分説明したうえで抗精神病薬（ハロペリドール）の筋注をしました。その際、患者が激しく抵抗しましたので、止むを得ず押さえつけての処置にならざるをえませんでした。これは、患者とその家族がこのただ1回の注射を非難したエピソードです。患者は、退院後、長期間リスペリドン内用液（ROS）2ml/日での単剤治療で、4週間に1回の割合で規則的に通院し、病状が安定していました。ある時、就職活動をしていて3日間服薬を忘れたところ、消失していた幻聴が再出現しました。私は、このことを重視し、患者にリスペリドン持効性注射薬（25mg）（リスパダール・コンスタ、RLAI；デポ剤）を紹介し、そのメリットとデメリットを説明し、他にはROSを増量する方法もあることを話しました。すなわち、メリットとしては、①1回打てば、2週間安定してROS 2 mlを毎日飲み続けたときと同等のリスペリドン（RIS）の血中濃度が保たれるので薬の効果が安定する、②RISの他の剤形と比較して副作用が少ないようである、③服薬を忘れずにいることや家族に服薬をチェックされることによるストレスから解放され、その分自由度が増し、使わずに溜まったエネルギーを他に用いることができ、生活の質（quality of life：QOL）の向上につながることを説明しました。デメリットとしては、①高価である、②今まで4週間に1回の通院であったが、今後は2週間に1回の通院となる、③効果の発現には3〜4週間かかるので、最初の3〜4週間はROSを服用する必要があることを説明しました。患者はシェアード・ディシジョン・メイキングの結果、RLAIによる治療への変更を希望し、即座に注射を受けました。注射を嫌っていた患者がRLAIを選んだ理由は、RLAI治療により服薬確認のストレスや、わずかな怠薬による病状不安定化の心配がなくなり、

病からの回復につながるQOLの向上が期待できるためでした。患者は後に「ROSでは毎日の1日1日が生活の単位であったが、RLAIでは2週間が生活の単位になるので、普通の日常生活に近づいた気がする。前向きな気持ちになれたのでアルバイトを始められている。4週間に1回だった通院が2週間に1回となったことは気にならない」と述べました。

症例13 30代、男性。規則的に通院治療を続けることができています。患者は、診察時に素直に調子の波がある（幻聴や妄想が強まることがある）ことや、仕事場や日常生活で困ったこと（対人関係がスムーズではない）、上手くできたことなどを私に話してくれ、そのつど服薬をどうするかについて相談してきます。ある時、「被害妄想になって調子が悪くて辛いときがあるが、服薬をどうしたらよいだろうか」と質問してきました。私は「定期的に飲む薬を増量する方法もあるし、頓服で飲む薬を持っておくという方法もある。用量も3通りある。量が多ければ症状がなくなる代わりに体がだるくなり、少ないと症状の改善は十分ではないが体のだるさはない。中等量であればその中間的効果となる」などと説明し、薬物療法の改善案をいくつか提示しました。すると患者は、「定期的に飲む薬は増やさず、頓服で飲む薬を持っておく。用量はそのつど自分で決める」という方法を選択しました。選択した方法が適切であったかどうかを、次の診察時で検討するようにしていますが、患者は次の診察時に、「選択した方法でうまく安定できている」と述べました。患者は、このようなシェアード・ディシジョン・メイキングを診察のたびに自然と繰り返しています。

以上から、シェアード・ディシジョン・メイキングは、統合失調症

治療では治療の選択方法ではなく、治療法そのものであると言ってもよいだろうと思います（表17）。

表17　シェアード・ディシジョン・メイキング

統合失調症治療では、シェアード・ディシジョン・メイキングは、治療の選択方法ではなく治療法そのものである。

第 8 章

統合失調症治療を考える

1. 統合失調症治療のキーワード

　統合失調症治療をうまく行っていくための大事なことをキーワードとして把握しておくとよいだろうと思います。そのようなキーワードは6つあると考えられます。それは、病識（統合失調症であるという認識）、レジリエンス（抗病力、回復力、自然治癒力、生きる力；人に生来備わっており生涯失われないもの）、服薬アドヒアランス（症状がなくなっても患者が回復のために主体的に薬を飲み続けること）、lowEE（患者に対する感情表出の少ない家族になること）、愛の距離（いつも同じ距離から患者を支える家族になること）[32)、35)]、受容と共感（いつも無条件に患者を受け入れ、患者の立場から事象を理解する姿勢を保つ家族になること）[32)、35)]です。前の3つは、患者にとって大事なことであり、後ろの3つは家族にとって大事なことと言えます（表18）。

　これら6つの用語を患者や家族に統合失調症治療のキーワードとして理解してもらうためには、心理社会療法である患者心理教育と家族心理教育を統一した治療方針のもとに包括的に行っていくことが必要です。特に、家族には6つすべてについて理解できるよう指導することが大切です。家族が6つのキーワードを理解し、病気への関わり方を変え、患者が病から回復するためのキーワードを守っていけるよう

表18　統合失調症治療のキーワード

患者と家族にそれぞれ3つずつある。
患者：病識、レジリエンス、服薬アドヒアランス
家族：lowEE、愛の距離、受容と共感

な援助ができるようになることが大切です。家族が変われば患者も変わりますから。

簡単に6つのキーワードをもう少し詳しく説明しておきましょう。

1．病　　識

病識は、統合失調症患者は持てないと言われることが多いのですが、そのようなことはなく、持てはしますが脆く崩れやすいと言えます。そのような病識であっても、統合失調症であるという認識を持たないと統合失調症に打ち勝つことはできません。医師は、患者が病識を持ち維持できるように工夫し指導する必要があります。

2．レジリエンス

抗病力、回復力、自然治癒力と考えられ、生きる力と言えると思います。人に生来備わっており失われないもので、統合失調症という病気になっても保たれているものです。この力が高いと症状にうまく対処できます。患者は、統合失調症を理解し、良くなることができるとわかり安心できれば、また、家族にうまくサポートされれば、レジリエンスを高めることができるだろうと思います。

3．服薬アドヒアランス

症状がなくなっても患者が回復のために主体的に薬を飲み続けることを言います。急性期だけで治癒する病気では、患者は受け身で医師の指示通りに薬を飲むという服薬コンプライアンスでよいのですが、慢性の病気ではそれでは問題があり、患者は病気を抱えながらも病気を管理して人生を生きていくわけですから、患者は主体的に薬を飲み、たとえ症状がなくなっても回復のために飲み続けるという服薬アドヒアランスが重要なこととなります。

4．lowEE

患者に対するネガティブな感情表出（EE：expressed emotion）の少ない家族になることを言います。lowEE の家族では、再発・再燃が少ないことがわかっています。lowEE には5つの条件があります。①批判しない、②敵意を持たない、③感情的に巻き込まれ過ぎない、④褒める、⑤温かな雰囲気の家庭を保つ、です。

5．愛の距離

家族が患者の調子が良い時には患者の傍にいて、患者の調子が悪い時には患者を突き放すという態度はよくありません。家族の良い態度としての lowEE から考えると、上記条件の①②③から、いつも同じ距離から患者を支える家族であることが大事だと結論づけることができます。この距離が愛の距離です。

6．受容と共感

家族は100％の愛でいつも無条件に患者を受け入れることが大事で、また、家族は患者の立場に立って事象を理解するようになることが大切だということです。

　統合失調症治療のキーワードを使用して、統合失調症診療の進め方をまとめると次のようになります。患者は、薬物療法でやや落ち着いたら、心理社会療法の患者心理教育を受け、病識を持ち、レジリエンスを高め、病気を管理し、服薬アドヒアランスを保持して薬を飲み続けられるようになり、同時に家族が心理社会療法の家族心理教育を受け lowEE 家族になり、愛の距離を保ち、受容と共感で患者を理解しサポートできるようになれば、患者はうまく社会参加できるようになり、統合失調症治療が良好に行われているということになります。

２．急性期入院治療を考える

　急性期入院治療には、患者が自分の意思で入院治療を開始する任意入院の場合と、患者本人は入院を拒否するが入院を要する病状であり、家族が同意して入院治療を開始することになる医療保護入院の場合とがあります。任意入院の場合は、患者が薬を飲んでくれますからスムーズに薬物療法に入れますが、医療保護入院の場合は、患者が病状を否認し、興奮したり隔離を要したり薬を拒否したりして服薬できないことがありますので、薬物療法をスムーズに開始できないことがあります。

　後者の場合、薬物療法はどうすればよいのでしょう。入院診察時に患者が薬に拒否的であったとしても、医師は慌てて抗精神病薬の筋注や静注を行う必要はありませんし、してはいけないと言ってもよいでしょう。もし隔離室を使う必要がなければ、入院した後、病棟の診察室で「統合」「失調」「症」であることを説明告知し、今まで大変だったが今後の人生を良くしていこう、みんなで頑張っていこうと語りかけ、良くなるための薬を飲んでほしいことを時間をかけて話し、服薬の了承を得るようにするとよいでしょう。興奮がひどい場合には、まずは隔離室に入ってもらうことだけでよいのです。筋注を行う必要はありません。落ち着いたら、病気の説明・告知と薬の説明をし、時間をかけて「落ち着く薬だから飲んでほしい」ことを話し、服薬を促すとよいでしょう。何とかなるものです。

　いずれにしても、内服薬でゆっくり薬物療法を始めるとよいのです。筋注や静注などの注射を使用すれば、医療スタッフは今ここの鎮静が得られるだけで、患者に治療に対してネガティブな印象を植えつけ、患者にラポールをつけることが難しくなり、SDMが困難になり

ますので、これからの治療にとって良いことは何1つありません。筋注や静注などの注射はしない方がよいですし、してはいけないでしょう（症例12参照）。

このような急性期不穏状態にうまく使える内服薬として、特殊な剤形のリスペリドンやアリピプラゾールの内用液とオランザピンやアリピプラゾールの口腔内崩壊錠があります。これらを使用すれば、抗精神病薬の筋注を行う必要なく、入院治療にうまく導くことができます[2),12),13),16),18),44)]。

隔離室を使用することになっても、なるべく早く、遅くとも1週間以内には一般室に出てもらえるようにするべきです。そのためには、急性期薬物治療として使用する抗精神病薬を早めに高用量に持っていったり、気分安定剤・抗不安薬の補助薬を併用したりする必要があります。

そして入院後は、なるべく早く患者心理教育などの心理社会療法に参加してもらうように指示誘導することが大切です。最も大切な治療法は心理社会療法ですので。

そうすると、急性期入院治療のコツは、焦ることなくゆっくり薬物療法を始め、ダイナミックに高用量の抗精神病薬使用や補助薬併用を検討して実施し、なるべく早く病状を落ち着かせ、早期に心理社会療法を始めることであると言えるでしょう（表19）。

表19　急性期入院治療のコツ

焦ることなくゆっくり薬物療法を始め、ダイナミックに高用量の抗精神病薬使用や補助薬併用を検討して実施し、なるべく早く病状を落ち着かせ、早期に心理社会療法を始める。

3．安定期治療を考える

　統合失調症治療では、これまでに述べましたように治療目標は病からの回復と社会参加ですので、安定期の治療が最も重要となります。安定期に特有な留意点について触れておきたいと思います。

　まずは薬物療法についてです。急性期では、患者の目は症状を改善することに向いていて副作用にはあまり向いていないことが多いのでしょうが、安定期では、いかに副作用が小さくても、どうしても薬の効果よりは副作用に注意が向きがちです。その理由としては、症状がほとんどない場合はもちろん、あっても小さい場合には薬は空気のようなものでしょうから、副作用があれば患者の目は薬の効果よりも副作用に向くことになります。そして極端な場合、「もう自分は普通だから薬を飲まない方が副作用がなくなってもっと良くなる」と患者は考えてしまうものです（症例14）。そうなると、早晩病状は悪化し、ひどい時には入院が必要な状況にまでにもなってしまいます。このようなことは避けたいものです。そうならないようにするには、副作用を極力小さくする必要がありますから、抗精神病薬1種類の単剤療法とし、薬用量は少量か至適用量とするべきでしょう。

　症例14　20代、男性。患者は入院を3ヵ月した後、大学に復学しました。地下鉄に乗っていた時、患者は「自分と他の乗客とはどこが違うのか」と考えました。「自分が薬を飲んでいることが違うだけで他は同じだ。だから薬を飲むのを止めれば全く同じになる」との思いになりました。それにより患者は服薬を止めてしまいました。その後、しばらくして患者は再入院になってしまいました。患者は薬の副作用を気にしていたことが不安・緊張につながっていたこともあった

ようです。

　さらに、その1種類の薬も飲み心地がよく副作用が少ない薬だとよいでしょう。最近は、飲みやすい剤形（口腔内崩壊錠、液剤）、柑橘系などの甘い味がする剤形（口腔内崩壊錠、液剤）、数秒で口腔内で溶けてしまう剤形（口腔内崩壊錠）、ゆっくり効く剤形（徐放錠）などがありますので、SDMで患者と相談しながら剤形を選んで、患者が服薬アドヒアランスを保持しやすくなるようにすることも大切です。飲み薬ではありませんが、有効レベルの効果の持続が期待できるデポ剤（持効性注射薬）をSDMで患者に選んでもらったうえで使用することが安定期に有用と考えられる場合もあります。
　急性期では併用することが多い補助薬については、副作用を少なくする点からは、なるべく漸減中止に持っていくとよいのですが、患者の中には気分安定薬（バルプロ酸ナトリウムなど）があってこそ情緒が安定し、抗精神病薬の効き方が良くなるという人もいますので、一律に中止すべきだということではありません。
　どんなに安定していてもストレスをなくすことはできません。ストレスが加わると脳内にはドーパミンが放出されます。これに対処するには、薬物療法のドーパミン拮抗薬で対応するのも1つの方法ですが、認知行動療法的にストレスをコントロールすることもまた対応方法です。どちらが大事で有効かとなると、やはりストレスのコントロールの方だろうと思います。ですから、安定期治療では、医師は診察時に患者の話に傾聴し、ストレス対処法について理解させ、指導していくことが大切になります。
　さて、統合失調症は原因不明の脳の病気である慢性疾患ですから、どんなに病状が良くなっても生来の脳の器質的問題は不変のままですので、"昨日も今日も明日も統合失調症"だということになります。

これが安定期で忘れてはならない第一のことだろうと思います。急性期薬物療法により脳内ドーパミン活性のアンバランスが修正され、陽性症状と陰性症状などの特徴的症状が消えた後の安定期に見られやすい症状は、"昨日も今日も明日も統合失調症"であることによる非特異的症状であろうと考えられます（第4章参照）。患者が、この非特異的症状の存在に注意し、上手く対処していくことが安定期では大切になります。

　実際、かなり安定した患者でも、頭痛やだるさ、イライラや疲れやすさなどが見られますが、患者は統合失調症の症状だとは気づいていないものです。私はこのような患者に対して、非特異的症状を悪化の徴候として捉え、用心するように指導しています。わかってくれた患者は、ストレス発散や無理をし過ぎないこと、睡眠をよくとることや休むこと、気が置けない間柄の人に相談することなどを対処法として行っています。その結果、患者は安定し「そう言えば頭痛がなくなっている」でありますとか、「だるさはなくなった」と笑顔で話してくれるようになります。

　そうすると安定期治療と指導のコツは、薬物療法は単剤少量になるように努力し、患者が"昨日も今日も明日も統合失調症"であることによる悪化のわずかな徴候にも気づき、対処できるように指導し続けることであると言えます（表20）。

表20　安定期治療と指導のコツ

薬物療法は単剤少量になるように努力し、患者が"昨日も今日も明日も統合失調症"であることによる悪化のわずかな徴候にも気づき、対処できるように指導し続ける。

他の安定期の治療法としては、リカバリー・パスを使用することやアウトリーチ（再入院を防ぐ在宅ケアを支える訪問指導）を実施するのも良いことです。

■症例15　60代、女性。40代から「狙われている」という被害妄想がありましたが、精神科にかかることはありませんでした。独居でなんとか生活していましたが、ある年の4月、幻聴や近隣を対象とした被害妄想がひどくなりました。10月下旬、隣県に住む娘が心配し、娘宅に厄介になることになりました。しかし、その後も病状が改善しないため、11月、娘に連れられて私の病院を受診し、教育入院を希望し入院しました。アリピプラゾールでの薬物療法と患者心理教育、クライエント・パスで治療をしました。12月、「（患者心理教育の）教室（第6回）はためになった。今まで病気のことを喋らなかったが、喋って良かった。私だけじゃなかったので」と穏やかに述べたり、「昨日のビデオ（第1回）は良かった。自分は病気だったんだと思う。統合失調症だと思う。笑えるようになった」と述べたりと、病識ができ病状は改善してきました。12月中旬、退院後にアウトリーチ、リカバリー・パスを利用することにして退院しました。1月、「幻聴はない。訪問看護（アウトリーチ）に来てもらって、話ができたり運動ができたりして助かっている」と述べ、落ち着いていました。3月現在まで通院とアウトリーチを継続しています。

4．統合失調症からの回復を考える

　統合失調症治療の目標は病からの回復です。回復にはいくつかの定義がありますが、私は、"症状があっても上手く症状に対処して振り回されず、病気を管理してそれぞれの仕方で社会参加しながら、他者

表21　統合失調症の回復とは

- 症状があっても上手く対処して振り回されず、病気を管理し、社会参加しながら他者とコミュニケーションをとり相談ができていることである。
- 患者と家族にナチュラル・スマイルが見られる状態である。

とコミュニケーションをとり、相談ができている状態"と考えています（表21）。この私流の定義は、私の提唱する「教育－対処－相談モデル」の後半部分から引き出せる当然の帰結です。患者が回復できているかどうかを、このような長々した定義によるのではなく、もっと簡単に判別できる方法があると、患者も家族も助かるのだろうと思います。

　そのような簡単な方法が1つあります。私が考える回復の基準（定義）をクリアーしている患者では、自然な微笑み（ナチュラル・スマイル）が見られます。このナチュラル・スマイルがそれです。

　ナチュラル・スマイルが見られるには、人は自分がいる空間に安心し、自分が存在する幸せを感じ、それが喜びとなり、その感情の流れに顔の筋肉が何にも邪魔されることなく純粋に反応する必要があるでしょう。このような表情は、病から回復している人にしか表すことができないものだと思います。ですから、このナチュラル・スマイルが見られるかどうかが、もっとも簡単な統合失調症から回復しているかどうかの判断基準となると考えています。

　具体的には、ナチュラル・スマイルは、病識を持ち、症状がほとんどなく、症状があれば対処できるという自信があり、就学や就労ができている患者に見られると言えるでしょう。また、入院経験がある患者の場合、ナチュラル・スマイルが見られる患者は、以前、幻覚妄想

状態で入院した時のことを「あの時はおかしかった」と表現し、「今は症状はないが、悪くなったきっかけはわかっているので、今はそういうことがないように注意するようにしている」でありますとか、「だるいことがあるが、注意しなければいけない」など自ら話してくれます。行っている対処法についても明るく話してくれて、前向きに軽やかに生きていることが見て取れます。

　ナチュラル・スマイルが患者に見られるようになると、患者の家族にも同様にナチュラル・スマイルが見られるようになるのだろうと思います。ナチュラル・スマイルが色々な人に広がっていくとよいと思います。

　さて、統合失調症から回復するための詳しい条件をまとめますと、次のようになります。

1．病識を持っている。
2．症状はあっても軽症以下か消失している。
3．服薬アドヒアランスを保持して、継続して服薬できている。
4．規則正しく通院できている。
5．症状への対処法をうまくできている。
6．孤立することなく医師と相談しながら治療を進められている（SDM）。
7．病状悪化の徴候に気づき対処し医師に相談できる。
8．就学、就労（正社員、パート、アルバイト）、A型作業所への通所などができている。
9．自然な微笑み（ナチュラル・スマイル）が見られる。

症例をあげて見てみましょう。

> **症例16**　40代、男性。患者は通院治療を続けることができています。以前、私の行う患者心理教育に参加したことがあり、病識を持っていると言えますし、欠かさず服薬もできています。結婚をしていてA型作業所で働いています。患者本人は初婚なのですが、妻は再婚で連れ子がいます。患者は、自分がちゃんと働けているかや、妻や連れの子どもに自分がどう思われているかをいつも気にしているところがあります。患者は、勤務先である作業所内の自分から少し離れた所で患者仲間や職員が小声で話をしているのを見かけると、「馬鹿にされている、悪口を言われている」との被害妄想を抱きやすく、妄想が強いときには怒り興奮することがたまにあります。また最近、妻と一緒に職場仲間の食事会に参加した時に、妻が他の男性と話をしているのを見かけ、被害妄想から興奮し、大声を出して食事会の店を飛び出していったということがあったようです。
>
> 　患者は、4週に1回の割合で規則的に通院していて、何かあるたびに診察時に私に素直に話をして相談してきます。調子を崩した時には「被害妄想とはわかるが、その時にはどうにもならない」こと、「調子が悪いから、薬を増やしたい」こと、落ち着けば「薬が多いと寝過ぎてしまったり体がだるくなって動きが悪くなったりして仕事に差し支えるから、薬を減らしたい」ことなどを相談してきます。また、興奮が収まった後しばらく経って、妄想の対象となった仕事場の仲間や妻に、考えてしまった内容（被害妄想）を正直に話し、妄想であり誤解であったことを自ら確かめるようにしているようです。
>
> 　薬物療法は、パリペリドン9mg/日の単剤療法ですが、調子を崩した時には上記のように患者と相談（SDM）し、臨時にクエチアピン25〜100mg/日を適宜増やして様子を見るようにしています。
>
> 　この患者の場合は、十分に薬を飲んで治療を続けられ、A型作業所に通い社会参加ができていて、不安や心配や緊張が高まることがある

と調子を崩してしまうこともありますが、大きく崩れる前にそのつど自ら納得して薬を増やしたり、症状であることを確かめたりしてその悪化を軽度で収めることができています。この患者は、回復していると言えます。

　このように、回復するとは症状がなくなることを条件にしていません。回復とは、症状が見られることがあっても上手く対処できるという自信を持って、ナチュラル・スマイルで話ができたり、何事でもうまく相談できたりしながら、孤立せず、生きていることであると言えるでしょう。多くの患者がそのような統合失調症からの回復を達成できるように、ぜひ、医師の皆様には正しい統合失調症治療の考えのもと、適切な治療と指導を繰り広げていただきたいと思います。

文　献

1) 日本精神神経学会（日本語版用語監修），髙橋三郎，大野　裕（監訳）：DSM-5 精神疾患の診断・統計マニュアル，99，医学書院，東京，2014.
2) 渡部和成：Risperidone液剤治療が功を奏した統合失調症の急性期拒薬例．臨床精神薬理 7：75-79，2004.
3) 渡部和成：患者・家族心理教育は統合失調症の長期予後を良好にする　Ⅰ．ビデオを利用した認知集団精神療法の統合失調症治療における効果．臨床精神薬理 7：1341-1353，2004.
4) 渡部和成：患者・家族心理教育は統合失調症の長期予後を良好にする　Ⅱ．家族心理教育の統合失調症治療における効果．臨床精神薬理 7：1355-1365，2004.
5) 渡部和成：患者・家族心理教育は統合失調症の長期予後を良好にする　Ⅲ．Risperidoneは患者心理教育の効果を増強する．臨床精神薬理 7：1367-1377，2004.
6) 渡部和成：薬物療法と患者・家族心理教育からなる統合的治療が功を奏した統合失調症の一例．精神科治療学 20：175-182，2005.
7) 渡部和成：患者と家族に対する心理教育への継続参加が再入院防止に役立っている外来慢性期統合失調症の一症例．精神科治療学 20：613-618，2005.
8) 渡部和成：家族教室後のExpressed Emotion値に影響する因子と教室参加家族における患者の予後について．精神科治療学 20：1151-1156，2005.
9) 渡部和成：Risperidone内用液により水中毒防止の行動制限を要しなくなった慢性統合失調症の多飲症例．臨床精神薬理 8：103-1093，2005.
10) 渡部和成：Risperidone内用液の短期高用量増強療法が功を奏した著しい興奮を呈し処方変更を拒否する統合失調症の難治入院症例．臨床精神薬理 8：441-448，2005.
11) 渡部和成：Risperidoneまたはhaloperidolで治療した統合失調症患者における退院後15ヵ月間の外来薬物療法の変化．臨床精神薬理 8：1425-1434，2005.
12) 渡部和成：Risperidone内用液と患者心理教育による急性期治療が奏効した統合失調症の重症入院症例．臨床精神薬理 8：1569-1573，2005.
13) 渡部和成：Olanzapine口腔内崩壊錠が奏効した慢性統合失調症の治療拒否例．臨床精神薬理 8：1617-1621，2005.

文　献

14）渡部和成：医療現場において統合失調症の薬物療法を考えるとき，メディカル，コメディカルの協力関係のありかた．臨床精神薬理 8：1921-1928，2005．
15）渡部和成：新しい統合失調症治療―患者と家族が主体のこころの医療．アルタ出版，東京，2006．
16）渡部和成：Olanzapine口腔内崩壊錠が奏効した慢性統合失調症に末期大腸がんを合併し拒食・拒薬する1症例．臨床精神薬理：9：683-687，2006．
17）渡部和成：統合失調症をライトに生きる―精神科医からのメッセージ．永井書店，大阪，2007．
18）渡部和成：急性期統合失調症におけるolanzapine口腔内崩壊錠またはrisperidone内用液単剤による入院治療経過の特徴．臨床精神薬理 10：995-1002，2007．
19）渡部和成：初発および再発統合失調症の急性期入院症例におけるクライエント・パス（患者による治療経過評価）を利用した治療経過の特徴．精神医学 49：161-169，2007．
20）渡部和成：統合失調症入院患者の家族の心理教育への参加態度と退院後2年非再入院率との関係．精神医学 49：959-965，2007．
21）渡部和成：統合失調症における退院後3年通院率にみる患者・家族心理教育の効果．臨床精神医学 37：69-74，2008．
22）渡部和成：Olanzapineあるいはrisperidone単剤で入院治療を行った統合失調症患者の退院後の非再入院率と通院単剤治療継続率の検討．臨床精神薬理 11：1505-1514，2008．
23）渡部和成：統合失調症家族のEE（感情表出）と家族心理教育の効果との関係．精神神経学雑誌 2008特別号，S364．
24）渡部和成：統合失調症から回復するコツ―何を心がけるべきか．星和書店，東京，2009．
25）渡部和成：統合失調症入院治療における患者心理教育の効果と抗精神病薬処方の関係．臨床精神薬理 12：1817-1823，2009．
26）渡部和成：病識のない慢性統合失調症通院患者に対する短期教育入院の試み．精神科治療学 24：133-137，2009．
27）渡部和成：統合失調症患者と家族への心理教育は5年非再入院率を高める．精神神経学雑誌 2009特別号，S499．
28）渡部和成：統合失調症治療における「ビデオ利用型認知集団精神療法」の治療的意義．精神神経学雑誌 2009特別号，S499．

29）渡部和成：統合失調症に負けない家族のコツ―読む家族教室．星和書店，東京，2010．
30）渡部和成：図解決定版　統合失調症を乗りこえる！正しい知識と最新治療．日東書院本社，東京，2010．
31）渡部和成：Risperidone持効性注射剤による単剤維持療法への切り替えを自ら選択した統合失調症通院患者の1例．臨床精神薬理 13：967-972，2010．
32）渡部和成：統合失調症からの回復を願う家族の10の鉄則．星和書店，東京，2011．
33）渡部和成：Olanzapineと「教育－対処－相談モデル」．MARTA　9：18-21，2011．
34）渡部和成：患者さんが病識をもてるようになることは大切なことです．月刊みんなねっと 49：14-17，2011．
35）渡部和成：統合失調症を支えて生きる家族たち．星和書店，東京，2012．
36）渡部和成：統合失調症からの回復に役立つ治療と日常生活のポイント―患者さんに知っておいてほしいこと．星和書店，東京，2012．
37）渡部和成：統合失調症だけど大丈夫―回復と自立へのあいことば．永井書店，大阪，2012．
38）渡部和成：図解実践編　統合失調症を治す！　教育対処相談の渡部式最新治療法．日東書院本社，東京，2013．
39）渡部和成：多剤併用大量療法と長期隔離による入院治療後転院し，短期教育入院を経て単剤外来維持療法に移行できた初発統合失調症患者の1例．臨床精神薬理 16：1367-1376，2013．
40）渡部和成：教育入院により拒薬と再入院の繰り返しから服薬と通院が可能になった統合失調症の1例．臨床精神薬理 16：1625-1632，2013．
41）渡部和成：疾患教育・家族教育と診療報酬上の課題．日精協誌 32：588-593，2013．
42）渡部和成：専門医がホンネで語る統合失調症治療の気になるところ．星和書店，東京，2015．
43）渡部和成，兼田康宏：患者心理教育への参加経験がある統合失調症通院患者の認知機能に対するaripiprazoleの効果．臨床精神薬理 15：389-396，2012．
44）渡部和成，堤祐一郎：Aripiprazole内用液と心理教育による統合失調症治療が服薬アドヒアランスの確立に効果的であった統合失調症入院患者の1例．臨床精神薬理 12：2175-2181，2009．

索　引

あ
アウトリーチ　46,109
愛の距離　15,75,101,103
新しい集団精神療法　25,66-68,76,81
安定期　13,19,34,41,59,73,94,106-109

い
生きる力　15,93,101,102
陰性症状　6,33,39-41,64,108

え
エンパワメント　23,84
栄養健康教室　25,67,68,74,76,82
液剤　107

か
カタルシス　29,30
回転ドア現象　11
回復　4,6,12,15,22-25,35,53,58,61,62,64,65,69,74-78,81,82,87,93,94,96,101,102,106,109-111,113
回復期　13,34,63-65,67,68
回復力　15,93,101,102
家族会　24,26,48,49,84-86,89,90
家族教室　23,24,26,46,48,49,84-88,90
家族心理教育　15,16,23,26,45,46,48-50,57,74,75,79,83-85,87,88,90,101,103

き
患者心理教育　15,16,21,23,25,45-52,57,60-64,73-79,84,85,88,90,93,101,103,105,109,112
キーワード　101-103
器質的　5,14,34,107
昨日も今日も明日も統合失調症　13,14,16,20,34,107,108
希望　13,15,20-22,75,81,88
急性期　12,13,19,40,42,43,50,53,57-59,73,75-77,79,83,84,94,102,104,107,108
教育－対処－相談モデル　13,16,93,94,110
教育入院　12,44,46-49,75,76,84,86,87,109
切り札　15,19

く
クライエント・パス　46,57-68,73,90,109
クリニカルパス　58,73
クロルプロマジン換算　11,44

け
軽症化　3,4,11,22
傾聴　30,31,36,107
幻聴教室　25,51,66-68,76,79-81
幻聴君と妄想さんを語る会　21,23,

119

索　引

25,63,66-68,76-78,80,84

こ
コンステレーション　15
口腔内崩壊錠　41,105,107
抗精神病薬　6,11,12,14,16,39,40,42-45,50,51,53,81,95,104-107
抗病力　15,93,101,102
高用量　14,43,50,53,105
心の病気　6,7,12,13,82
呼称変更　3,11
根治療法　4,7

さ
再入院　11,12,16,47,61,63,64,69-71,79,88,106,109
再発再燃　12,14,24,87,103

し
シェアード・ディシジョン・メイキング　30,59,73,94-97
自然な病名告知　78
社会参加　3,12,13,16,19,50,61,69,71,72,94,103,106,109,110,112
集団　16,23,25,46,57,60,64,74-77,80,81,84,87,90,93
主体的態度　30
受容と共感　15,75,101,103
徐放錠　107
診断基準　3,32,33
心理社会療法　6,7,12-14,16,19,22,23,43,44,51-53,57-60,73,74,76,90,101,103,105

す
ストレス−脆弱性−対処モデル　5,93
錐体外路症状　11,39,44

せ
脆弱性　5
前頭葉　5

そ
相談　12,13,15,16,19,29,30,34,35,57-73,75,87,93,94,96,107,108,110-113
側頭葉　5
素地　13,43,46

た
体験　21,25,60,61,74,77-80,87
対症療法　39,53
対処法　19,25,34,35,45,46,75,77-81,88,107,108,111
大脳辺縁系　5
多剤併用大量療法　11
単剤少量療法　12,16,46

つ
ツール　58,59,69,73
通院治療中心主義　12,13

て
デポ剤　95,107
定型抗精神病薬　16,39

と
ドーパミン仮説　5,6,81

ドーパミン神経系　5,6,16,40
「統合」「失調」「症」　19-21,29,86,
　104
統合失調症治療薬　6,39
統合失調症に負けないぞ教室　21,23,
　25,47-49,75-78,84

な
ナチュラル・スマイル　110,111,113

に
ニーズ　58
２段階法　80
入院治療中心主義　11
人間的治療　4,5,7
認知機能障害　6,39,40
認知行動療法　57,77-80,107

の
脳の病気　5-7,12,20,107

ひ
ピアサポート　21,25,74,76,90
ビデオ　21,23,25,63,76-78,109
ビデオ利用型認知集団精神療法　23,
　76
非再入院率　79,84,85,90
非定型抗精神病薬　16,39-43,53
非特異的症状　5,34,35,108
病識　4,11,12,14-16,19-21,23,25,45,
　46,53,60,61,66-68,70-72,74-76,78
　93,101-103,109-112
病名告知　15,20-24,29,34,78,86,88

ふ
フォーラムS　25,63,66-68,76,82,
　83
副作用　11,12,19,34,39,40,44,51,53,
　61,70-72,81,82,95,106,107
服薬アドヒアランス　15,53,75,101-
　103,107,111

ほ
訪問看護　59,63,109
補助薬　14,43,53,105,107

ま
前向き　13,88,96,111
慢性期　12,76,94
慢性疾患　5,12,19,39,53,84,93,94,
　107

め
面接　29-32,34-36,46,47

や
薬物療法　6,7,12-14,16,19,22,26,35,
　39,42-46,48-51,53,57,60,75,83,84,
　96,103-109,112
薬用量　11-13,43,51,52,106

よ
陽性症状　5,6,39-41,64,108
予後良好化　3,11,22

り
リカバリー・パス　46,57-59,61-64,
　69-73,90,109

索 引

れ
レジリエンス　13,15,16,23,75,93,
　101-103

E
EE　15,87,103
EPS　11,39,40,81
extrapyramidal symptom　11

F
Family Attitude Scale　87

H
highEE　87,88

L
lowEE　15,75,87,89,101,103

S
SDM　30,94,104,107,111,112
Shared decision making　30,94

おわりに

　近年、精神神経薬理学の発展により新しい統合失調症治療薬が使用できるようになっていますが、薬が病識を作ってくれる訳でもなく、また回復を促してくれる訳でもありません。症例をあげながら説明しましたように、統合失調症治療では、薬が治療の基礎作りをし、心理社会療法が治療を完成させると考えるべきです。医師はこのような考えに基づく統合失調症治療を患者に提供していく必要があります。

　本書では、急性期から安定期・回復期に至るまでを俯瞰した、有り得べき統合失調症診療の進め方について解説しました。お読みいただいて、面接・薬物療法・心理社会療法についての考え方や実施上の勘所をおわかりいただけただろうと思います。

　統合失調症治療では、医師は、患者と家族と医療スタッフと一緒になって、薬物療法と心理社会療法を組み合わせた治療を行い、患者が納得して薬を飲み、病識を保持し、病気を管理し、医師・家族などに相談して治療を続けていけるように患者を指導していくことが大切で、言ってみれば、総合力で統合失調症という治療困難な病気に立ち向かうという治療姿勢を持たなければなりません。その総合力を束ねていくのが医師の役割だと理解して下さい。

　また、医師は、患者が「統合失調症だけど大丈夫」、"何とかなる"と希望と信念を持ち、症状に対処し、病気を乗り越え、社会参加できるようになろうと励まし指導しつつ、「昨日も今日も明日も統合失調症」だから病状が改善し安定しても"もうこれで大丈夫だ"と思うことなく、油断することなく悪化の徴候に気づき、相談し対処できるように支持をしつつ指導していくということが最も大切になります。

　読者の皆様、最後までお読みいただきありがとうございました。

本書をお読みになった精神科医師の治療と指導を受け、多くの統合失調症患者が回復に向けて安心と自信を持って頑張っていけるようになることを期待しております。

　本書をお読みになって忌憚のないご意見やご批判を頂ければ幸いに存じます。

　最後に、このような素晴らしい企画を提案していただいた洋學社の吉田收一氏に心より感謝いたします。

平成 27 年 3 月
渡部　和成

著者略歴

　1951年愛知県生まれ。1977年3月名古屋市立大学医学部卒業。同年4月愛知学院大学歯学部助手（大脳生理学）、1982年12月同講師。この間の1981年から1982年、アメリカ・カリフォルニア工科大学生物学部リサーチフェロー（神経生物学）。1987年4月八事病院（愛知県）精神科医師、1997年9月同副院長。2009年4月恩方病院副院長（東京都）。2012年4月北津島病院院長代行（愛知県）、2013年4月同院長。2014年8月田宮病院院長（新潟県）となり現在に至る。

　医学博士。専門は統合失調症治療。

　著書に、「新しい統合失調症治療―患者と家族が主体のこころの医療」（アルタ出版、2006年）、「統合失調症をライトに生きる―精神科医からのメッセージ」（永井書店、2007年）、「統合失調症から回復するコツ―何を心がけるべきか」（星和書店、2009年）、「統合失調症に負けない家族のコツ―読む家族教室」（星和書店、2010年）、「図解決定版　統合失調症を乗り越える！正しい知識と最新治療」（日東書院本社、2010年）、「統合失調症からの回復を願う家族の10の鉄則」（星和書店、2011年）、「統合失調症患者を支えて生きる家族たち」（星和書店、2012年）、「統合失調症からの回復に役立つ治療と日常生活のポイント―患者さんに知っておいてほしいこと」（星和書店、2012年）、「統合失調症だけど大丈夫―回復と自立へのあいことば」（永井書店、2012年）、「図解実践編　統合失調症を治す！　教育－対処－相談の渡部式最新治療法」（日東書院本社、2013年）、「専門医がホンネで語る統合失調症治療の気になるところ」（星和書店、2015年）がある。

　学術論文は、臨床精神薬理、精神科治療学、精神医学、臨床精神医学の4誌に多数発表している。

　第4回臨床精神薬理賞優秀論文賞受賞（2008年）。

いま求められる統合失調症診療の進め方
―面接、薬物療法から心理社会療法まで―

2015年3月20日 初版第1刷発行

著　者	―――――	渡部　和成
発行者	―――――	吉田　收一
印刷所	―――――	モリモト印刷株式会社
発行所	―――――	株式会社洋學社

〒658-0032
神戸市東灘区向洋町中6丁目9番地
神戸ファッションマート5階 NE-10
TEL 078-857-2326
FAX 078-857-2327
URL http://www.yougakusha.co.jp

Printed in japan　　©WATABE Kazushige, 2015

ISBN978-4-908296-00-0

・本書の複製権・翻訳権・上映権・譲渡権・公衆送信権（送信可能化権を含む）は株式会社洋學社が保有します。
・JCOPY ＜(社)出版者著作権管理機構 委託出版物＞
本書の無断複製は著作権法上での例外を除き禁じられています。複製される場合には、その都度事前に(社)出版者著作権管理機構（電話 03-3513-6969, FAX 03-3513-6979, e-mail:info@jcopy.or.jp）の許諾を得て下さい。